シリーズ［看護の知］

# 入院している子どもの「きょうだい」を支援する

### 西名諒平

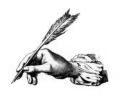

日本看護協会出版会

# ▶ はじめに ◀

　この研究を始めたきっかけを考えるとき、そこには自身の大きな反省がある。看護師として小児医療の現場での臨床経験を経て、修士課程に進学した年の夏のことである。当時私は研究テーマを検討する中で、ある病院の小児集中治療室（PICU：Pediatric Intensive Care Unit）で研修を行っていた。

　その日の朝、看護師間の申し送りに参加していた私は、転落事故による外傷で入院中の幼児に、小学生の兄が面会する予定であることを知った。きょうだいの面会は原則として認められていなかったのだが、母親から、事故の発見者である兄が落ち着かない様子で過ごしているという話を聞いた看護師が、医師や看護師長に相談をもちかけ、「弟（入院児）に会うことで兄が安心できるのではないか」と話し合い、面会を行うことになったという。これは当時の私にとって大変驚くべき出来事であった。

　なぜなら、その頃の私には「きょうだいの面会は入院中の子どもが終末期と判断された場合などに限られたもの」という思い込みがあったからである。しかし、この入院児は、PICUに入院後順調に回復して状態が落ち着いており、一般病棟への転棟も間近だった。つまり医療者たちは「終末期」であるかどうかに縛られず、そのケースにとっての必要性を柔軟に判断して入院児ときょうだいの面会を実施していたのである。

　このような対応を目の当たりにして、私は自身の臨床経験を省みることになった。きょうだいに入院児との面会が認められていないことを当たり前に受け止め、目の前にいないそのきょうだいのことを、自分はどれほど考えることができていたのだろうか——。

　この日、幸いにも私はPICUの看護師と一緒に兄が面会する場に立ち会わせていただくことができた。両親とともにPICUを訪れた兄はうつむき加減で、弟がいるベッドから少し離れたところに立ち止まり、表情は不安そうに見えた。しかし、看護師や両親に声をかけられながらベッドサイドへ近づくと、弟の名前を優しく呼びながら、「早く元気になるんだよ」と声をかけた。

鎮静薬が使用されていたため、弟はウトウトとしていて目に見える反応はなかったが、両親や看護師に声をかけられながら弟と接する中で、兄は徐々に表情を緩め、笑顔も見られるようになった。そして弟への関わりがひと段落すると、不意に「びっくりしたな〜」と言い、「そうだね」と穏やかに声をかけた看護師に向かって、堰を切ったように、事故が起きた時の状況やその時の気持ちを早口で話し始めた。

　たった30分ほどの面会であったが、私にはこの短い時間の中で、兄にさまざまな変化が起きていたように感じ、それは彼にとって意味のあるもののように思えた。そして私は、目の前で行われていた弟や両親、看護師との関わりの中で、この兄に何が起きていたのか、どのようにして、入院児との面会がきょうだいの支援につながるのかを知りたいと思った。それが、本研究のテーマに関心をもったきっかけである。

　本書は、小児集中治療室に入院中の子どもにきょうだいが面会する場で、医療者がどのようにきょうだいを支援し、そのことがきょうだいにどのような影響を及ぼしているのかを検討した研究に基づいている。入院児との面会を通してきょうだいが何を体験し、どのようにしてきょうだいにとって面会が意味のあるものとなるのか、そのプロセスを示すことを試みた。

　ここに書かれたことが、入院している子どものきょうだいを支援する手がかりのひとつとなれば幸いである。

2023年8月　西名諒平

4

執筆者紹介

## 西名諒平 (にしな・りょうへい)

公立大学法人 神奈川県立保健福祉大学
保健福祉学部看護学科／保健福祉学研究科 講師

東京都立保健科学技術大学（現東京都立大学）卒業
慶應義塾大学大学院健康マネジメント研究科修士課程修了
慶應義塾大学大学院健康マネジメント研究科博士課程修了
2021年より現職

大学を卒業後、小児専門病院に看護師として就職、腎臓内科・腎移植病棟、小児集中治療室で勤務。慢性疾患とともに成長する子どもや、生命の危機に瀕しながら集中治療を受ける子どもへの医療に携わる。医学的な治療だけでは解決できないさまざまな困難に直面する子どもと家族と関わるなかで、それぞれの子どもと家族にとって意味のある支援とは何か、そのために看護師として求められものは何かを言語化し共有することに関心をもち、大学院へ進学。小児集中治療室に入院した子どもと家族の支援に関する研究を続けている。

シリーズ［看護の知］は、学術論文として言語化されたすぐれた看護の実践知を、その分野の研究者だけでなく、現場で働く看護職や一般の人々など幅広い層の方に手に取って読んでいただけるよう、読み物として再構成したものです。本書の元となった学位論文は下記より閲覧が可能です。

論文情報

慶應義塾大学学術情報リポジトリ
西名諒平
小児集中治療室入院児と面会するきょうだいの支援
2021年度慶應義塾大学大学院健康マネジメント研究科博士論文
https://koara.lib.keio.ac.jp/xoonips/modules/xoonips/detail.php?koara_id=KO90002001-20215685-0003

# 第Ⅰ章 ■

# プロローグ

入院児のきょうだいへの支援

# ◀ 1 ▶ ── 子どもの入院がきょうだいに及ぼす影響と きょうだいへの支援

　小児医療の現場では、入院した子どもに対して、さまざまな医療の提供や支援が行われている。その一方で、子どもの入院が、入院した子どもばかりではなく、健康なきょうだいにもネガティブな影響を及ぼすことが知られている。

　子どもの入院がきょうだいに及ぼす影響について、海外では1980年代から研究報告が行われており、例えば、きょうだいには、食事量が減少したり神経質になる、集中力が低下するといった問題が生じていることや[1]、きょうだいのストレスレベルが入院児と同程度で[2]、急性の傷病で入院した子どものきょうだいの77％が何らかのストレスを経験していること[3]、小児がんで入院した子どものきょうだいが、入院児の死に対する不安や家族の危機から取り残された孤独感、両親の対応が変化したことによる嫉妬を感じている[4]といったことなどが報告されている。

　日本国内でも、1990年頃から子どもの入院がきょうだいに及ぼす影響について検討され始め、入院児のきょうだいに、不安や抑うつ、感情の起伏が激しくなる、退行、登園・登校拒否、睡眠障害など、情緒や行動にさまざまな問題が生じていることが指摘され[5-7]、小児医療の現場において、入院児のきょうだいも支援すべき対象として認識されるようになった[8,9]。

　それでは、実際に医療者[■1]たちは、病院という場できょうだいにどのような支援を行っているのだろうか。まず、きょうだいに生じる問題に、入院児に関するきょうだいへの説明が影響を及ぼすといわれていること[10,11]を背景に、きょうだいに対する情報提供を中心とした支援が行われている。例えば、新生児集中治療室（NICU：Neonatal Intensive Care Unit）に入院中の子どものきょうだいに対して入院児の状態や入院環境、行われているケアなど

────────────

■1　本書では、入院児のきょうだいに関わる病院所属の専門職を総称して医療者とする。研究協力者となった医療者は、看護師、Child Life Specialist（CLS）、保育士である。

について、3回の教育的な介入を行った後に入院児と面会するプログラム[12]）や、小児がんの子どものきょうだいを対象とした、イラストや写真を用いた絵本を使った入院児の病気や治療、過ごしている環境に関する説明[13]）などの実践報告があり、Gursky は、チャイルド・ライフ・スペシャリスト（CLS：Child Life Specialist）[■2] による、入院児の状態や治療、使用している医療機器、日常生活の様子といった、入院児の状況に関する教育的プログラムによって、きょうだいの不安が有意に低下したことを報告している[14]）。

　また、入院児に関する情報を提供すること以外にも、月に1度、入院児のきょうだいたちを集めてピザパーティを開催したり、きょうだいのために図書室を設置するといった取り組み[15]）や、病室だけではなく病棟内のプレイルームもきょうだいが利用できるようにする取り組み[16]）などの実践報告、小児がんで入院している子どものきょうだいに、作業療法やアートセラピー、運動教室などを提供するプログラムによって、きょうだいの情緒的な問題が改善したという研究報告[17]）などがある。

　このように、病院の中で、医師や看護師、CLS や理学療法士、作業療法士などのさまざまな専門職が関わりながら、きょうだいが活動できる場をひろげたり、きょうだいに生じる問題に対する支援が行われていることがわかる。しかしながら、これらの報告は、取り組み内容に関する紹介や、特定のプログラムを行った結果を評価したもので、実際に医療者たちがきょうだいにどのように関わり、その結果きょうだいにどのようなことが生じていたのかについては明らかにされていなかった。

---

■2　チャイルド・ライフ・スペシャリスト（CLS：Child Life Specialist）は、医療環境にある子どもや家族に、心理社会的支援を提供する専門職である。子どもや家族の精神的負担を軽減し、主体的に医療体験に臨めるようにサポートする。1950年代から主に北米で発展してきた専門職で、現在は、米国に本部を置く Association of Child Life Professionals（ACLP）が資格認定を行っている。（チャイルド・ライフ・スペシャリスト協会　https://childlifespecialist.jp/）

# ◀ 2 ▶── きょうだいの面会制度の変遷

　医療者が、入院した子どものきょうだいを支援しようとするのであれば、きょうだいが入院中の子どもに面会する場は、医療者がきょうだいに関わることができる機会として重要である。しかし、入院児ときょうだいの面会は、きょうだいと会うことで入院児が感染症に罹患するリスクや、普段とは異なる入院児の状況を見ることで、きょうだいがショックを受けるのではないかという、きょうだいの心理面への影響に対する懸念といった理由から制限されてきた歴史がある[18-21]。

　きょうだいの面会制限の緩和が議論されるようになったのは、1970年代以降である。例えば、米国では、1971年に米国小児科学会（AAP：American Academy of Pediatrics）から、入院児ときょうだいの面会の自由化を推奨する声明が出されて以降、徐々に面会制限の緩和が進められるようになった。1982年に報告された、米国内の11か所の小児病院とその関連施設を対象とした調査では、11施設中6施設で面会の年齢制限がなく、6歳未満の面会を制限している施設は2施設であったことが報告されている[22]。

　面会制限の緩和が進められるようになると、きょうだいの面会が、入院児の感染リスクやきょうだいの心理面に及ぼす影響についての研究が行われ始め、1980年代初めには、産科病棟に入院中の乳児について、きょうだいが複数回面会したグループと面会していないグループの細菌培養を比較した結果に差がなかったことや[23, 24]、NICUに入院中の乳児と面会したきょうだいに、恐怖や不安、否定的な行動が現れることはなく、面会前よりも情緒や行動の問題が改善したことが報告されている[25, 26]。これらの結果を受けて、米国小児科学会（AAP）は、1985年に、NICUを含む、新生児とのきょうだいの面会を推奨するガイドラインを提示している[27]。その後、米国では、1987年に南カルフォルニアの58施設を対象とした調査で、86%の施設がきょうだいの面会を許可している（うち37%が年齢制限なし、6%が12歳未満も可〈下限不明〉、43%が12歳以上、14%が16歳以上）ことが報告されている[28]。

　きょうだいの面会を拡大する動きは米国以外の諸外国でもみられており、

近年もいくつかの調査結果が報告されている。例えば、2004年から2006年に、欧州8か国、175施設のNICUを対象としたGreisenらの調査報告では、スウェーデン、デンマーク、イギリス、オランダ、ベルギー、フランスの6か国は、それぞれ60〜100％の施設がきょうだいの面会を許可している一方で、スペインとイタリアでは約28％に留まっていることを報告し、未だ障壁が存在しているものの、10年前の状況と比較すると、面会制限の緩和が進んでいるとまとめている[29]。他にも、2014年から2015年に英国の重症な新生児が入院する、81か所のLNU（Local Neonatal Unit）と、62か所のNICUを対象とした調査では、LNUの97％、NICUの86％がきょうだいの面会を許可しており[30]、2017年にスウェーデン国内の新生児ユニット全38か所のうち34か所が参加した調査では、すべての施設できょうだいの面会が可能で、20％は制限なく自由に面会が可能という結果であった[31]。

　これらのきょうだいの面会に関する研究報告にNICUに関するものが多いのは、重症な新生児が入院するNICUでは、新たに産まれた子どもにきょうだいを会わせたいという家族が多い一方で、感染が入院児に及ぼす危険が大きいために、きょうだいの面会への関心が高かったことが反映された結果ではないかと推察され、一般の小児病棟ではさらにきょうだいの面会制限の緩和が進んでいる可能性がある。いずれにしても、このように、地域や施設による差がみられるものの、きょうだいの面会制限を緩和する方向で変化してきたのが、この50年ほどの大きな流れである。

# ◀ 3 ▶── 日本国内のきょうだい面会の状況

　わが国の状況はというと、2009年の時点で、18か所の小児専門医療施設を対象とした石川らの調査で、きょうだいの面会を行っている施設は7施設（39％）であったことや[32]、2013年には、小林らが、国内152施設の小児病棟のうち、35.5％がきょうだいの面会を許可しておらず、52.0％が条件により許可、12.5％が許可しているという結果を報告している[33]。石川らの調査では面会できる頻度や条件が不明であることや、小林らの調査では面会を許可する条件に「病児が終末期の時」といったものが含まれていることから、

きょうだいの面会を許可しているという施設の中にも、実質的にはかなりの制限があるものが含まれている可能性があり、諸外国の状況と比較すると、きょうだいの面会がより制限されている状況であることが推察される。

しかしながら、2003年に115か所のNICUを対象として行われた調査で、きょうだいの面会を許可している施設が2.6%であった[34]のに対して、2011年にNICUと、NICUの後方病棟であるGCU（Growing Care Unit）の管理者140名に行った調査では、常に面会を許可している施設が22.1%であったことや[35]、2016年に小児がんの子どもが入院する84施設を対象に調査した結果、きょうだいの面会を許可している施設が26%で、10年前の10%という調査結果から増加したという報告[36]もあり、わが国においても、徐々にきょうだいの面会制限の緩和が進められている。

## ◀ 4 ▶── きょうだいの面会を妨げるもの

以上のように、きょうだいへの支援の必要性に目が向けられるようになり、きょうだいの面会制限が緩和される方向へ変化してきた。しかし未だに、日本をはじめ、各国で一息にきょうだいの面会の自由化には至っていないわけであるが、その背景にはどのような理由があるのだろうか。

先にも述べたとおり、医療者が面会制限を緩和することに慎重になる理由で最も大きなものは、入院児が感染症に罹患するリスクである[37-40]。1985年の米国小児科学会（AAP）によるガイドラインにおいても、きょうだいには、水痘などの感染症患者との接触がないこと、発熱といった上気道感染症や胃腸炎などの急性疾患の症状がないことが条件として示されている[41]。近年もきょうだいの面会に伴う入院児の感染リスクに関する検討は続けられており、日本のNICUにおいて、きょうだいの面会と入院児のウィルス感染率の上昇に相関はみとめなかったという報告[42]もあれば、きょうだいの面会制限をしていない米国のNICUで、RSウィルス感染症の流行時期に13歳未満の面会を制限した結果、入院児のRSウィルス陽性率が有意に低下したという報告もあり[43]、きょうだいの面会を行ううえで、感染リスクをいかにコントロールするかということが、依然として課題であることは事実である。

しかしながら、感染症のスクリーニングや感染予防対策を講じたうえで、きょうだいの面会を実施する取り組みは国内外で報告されており[44-46]、医療者側の認識についても、例えば、日本国内の310施設のNICUとGCUで行われた調査では、きょうだいの面会を行っていない施設で働く看護師（助産師を含む）227名のうち、89.5%もの看護師が面会の必要性を感じていたという[47]。それにもかかわらず、きょうだいの面会制限の緩和が進まない背景には、感染リスク以外の理由もあることを考慮する必要があるだろう。

　きょうだいの面会の実施を妨げる一因として、きょうだいと関わることに対する看護師の負担感が指摘されており[48]、きょうだいへの関わり方がわからないことが、看護師の負担感に影響している可能性が考えられる。しかし、入院児のきょうだいへの支援に関する先行研究では、きょうだいにどのように関われば良いのかを検討したものは見当たらず、実際に入院児と面会するきょうだいと関わった看護師が、きょうだいのことをどう捉えて、どのように支援しているのかを明らかにすることは重要であると思われた。

　くわえて、昨今では、入院児のきょうだいにさまざまな専門職が関わっており、わが国においても、保育士やCLSなどの専門職も入院児のきょうだいに関わる施設が見られるようになっている。看護師だけではなく、きょうだいと関わるそれぞれの専門職が、どのようにきょうだいを支援しているのかということは、職種を越えて共有し得る知見として重要であろう。そこで、入院児と面会するきょうだいに関わる種々の専門職（医療者）を対象に、面会の場できょうだいをどう支援しているのか、それはきょうだいにどのような影響を及ぼしているのかを検討する必要があると考えた。

## ◀ 5 ▶ —— 入院児との面会がきょうだいに及ぼす影響

　ところで、入院児と面会することはきょうだいにどのような影響を及ぼすのだろうか。実は、入院児との面会がきょうだいに及ぼす影響について検討された研究は限られており、1985年の米国小児科学会（AAP）のガイドラインで引用された、NICU入院児と面会したきょうだいに、面会していないきょうだいと比較して、不安や恐怖といったネガティブな影響がなく、情緒や行

動の問題の改善などのポジティブな影響があったとする2つの研究[49, 50]と、Oehlerらが NICU で入院児と面会したきょうだいと面会していないきょうだいを比較した結果、ネガティブな行動が有意に増えることはなく、むしろ有意ではないものの減少し、入院児の状況をより理解したという研究[51]、これら3つの研究が、入院児との面会がきょうだいにとって有益であるとする主要な文献として知られている。

　わが国では、2000年頃から、NICU で入院児に面会したきょうだいの事例報告がいくつか行われており、入院児ときょうだいの面会を複数回行った結果、きょうだいが、自分から面会に行きたがるようになったり、積極的に入院児と関わろうとするようになり、入院児への愛着が形成されたように見えたことなどが報告されている[52-54]。なお、これらの報告の中には、生命予後が悪いために特例として面会が許可された事例で、人工呼吸器などの医療機器を使用している状況での面会も含まれていた。

　一方で、入院児のきょうだいに生じるストレスや、情緒や行動の問題に影響を及ぼす要因を検討した研究報告では、入院児と面会できないことが情緒や行動の問題を高める要因のひとつであるという報告[55]もあれば、面会の頻度が多いほどきょうだいのストレスの度合が高い[56]、面会したきょうだいのほうが、面会していないきょうだいよりも多くのストレスを経験している[57]という報告もあり、一定の結論には至っていない。ただし、これらの研究では、どのような状況できょうだいが面会したのかが不明であることを考慮する必要がある。例えば、面会の頻度が多いほどきょうだいのストレスの度合いが高いと報告した Simon の研究[58]は、面会の頻度を、「毎日」「1日おき」「1週おき」の3項目に分けて集計したものであり、「毎日」病院に足を運んだことが、果たしてきょうだい自身の意思であったのか、きょうだい自身の生活に配慮され、医療者から適切な支援を受けることができていたのかは疑問である。

　したがって、入院児との面会を、きょうだいにとって意味のあるものとして行うためにも、実際に、医療者が、入院児と面会するきょうだいをどのように支援し、それがきょうだいにどのような影響を及ぼしているのかを検討することは重要であると考えた。

# 6 ── 小児集中治療室入院児と面会する
きょうだいへの支援を検討する意義

　本書では、医療者が、入院児と面会するきょうだいをどのように支援し、それがきょうだいにどのような影響を及ぼしているのかを検討した結果について述べる。そして本書の基となっている研究は、入院児と面会するきょうだいへの支援を検討するフィールドとして、小児集中治療室（PICU）が適切であると考えて行ったものである。

　PICUとは、診療科を問わず、新生児を含む乳児から概ね15歳の重症な子どもを集約化して診療する医療部門のことで[59, 60]、欧米では1950年代から整備が進められ、すでに医療分野の1つとして確立されている[61]。一方、わが国では、1994年に初めて小児集中治療の専門医が常駐するPICUが設立され[62]、2005年に、国内の幼児（1〜4歳）死亡率が先進14か国の中で悪いほうから3番目以内に入ることが報告[63]されて以降、各地で整備が進められてきた。しかし、2017年の厚生労働省の調査では全国にPICUを標榜するユニットをもつ施設は42か所、総病床数は337床と未だその数は少ない[64]。2013年から2017年に、何らかの特定集中治療室管理料を算定している小児専門の集中治療室を対象として実施した調査では、4年間で病床数は増えているものの、予測される重症小児患者の発生数に対し半分程度しか診療することができていないという報告もあり[65]、現在も発展途上の段階にある。

　ここで、PICUの環境について簡単に紹介しておきたい。わが国のPICUでは、重症な子どもを安全に診療するために、見通しのよい広い空間に複数のベッドが並ぶオープンフロア病床が一般的である。これに加えて、感染症など、隔離を必要とする子どもを診療するための個室が用意されている。それぞれのベッドには生体情報モニターが設置されており、入院した子どもが、人工呼吸器や複数の輸液ポンプ、シリンジポンプ[■3]などの医療機器に囲

---

■3　静脈注射で持続的に薬液投与を行うために用いる医療機器。輸液ポンプよりもシリンジポンプのほうが一定時間に投与する薬剤の量を細かく設定できるため、繊細な容量調節が必要な薬剤投与に用いられる。

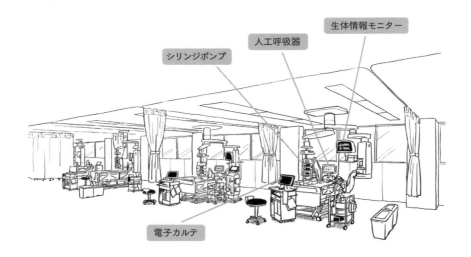

シリンジポンプ

人工呼吸器

生体情報モニター

電子カルテ

**図　PICU のオープンフロア病床**

イラストレーション：土田菜摘

まれて治療を受けている（**図**）。

　このように、生命の危機に瀕している子どもを高度な医療で救命することを使命とし、特殊な環境であるPICUであるが、実は、PICUにおいても、2007年に米国集中治療医学会（ACCM：American College of Critical Care Medicine）が、きょうだいの面会を推奨する提言を含むガイドラインを提示している[66]。ただし、このガイドラインは、一般病棟やNICUにおける先行研究に基づいたもので、PICUでは、ガイドラインの根拠となる研究は行われていない。しかし欧米では、先に紹介したような一般病棟やNICUにおける研究結果をもとに、PICUにおいても、きょうだいに対して面会制限の緩和をはじめとした支援を進めるべきだとする議論が繰り返し行われ、他の領域よりも制限されているものの、徐々にきょうだいの面会が可能なPICUが増えている状況にある[67-70]。わが国では、2016年に、国内27施設のPICUで調査を行った結果、終末期にきょうだいの面会を許可している施設が23施設であったことや[71]、PICUへの長期入院が見込まれた子どものきょうだいに対して、きょうだいの様子を心配した両親の希望で面会を実施した事例

が報告されおり[72]、原則としては制限しながらも、状況に合わせてきょうだいの面会が実施されている。

このように、PICU は比較的新しい医療分野で、重症な子どもを診療する場でありながら、入院児のきょうだいへの支援についても試行錯誤している段階にあり、この領域での研究の蓄積が求められている。くわえて、PICU に入院する子どもは、傷病が多岐にわたり、対象とする年齢も 0 〜 15 歳と幅広い。そのため、きょうだいの面会が行われる際の状況が多様であり、本研究で明らかにしたい現象を把握するうえで必要なデータを、幅広く収集することが可能であると考えた。

また、少々年代が古い論文であるが、きょうだい自身の意向ではなく、親の強い要望で PICU に入院している子どもと面会したきょうだいが、入院児とその周りの状況にショックを受け、その場を走り去ってしまったという事例報告がある[73]。重症な子どもが入院し特殊な環境である PICU では、医療者に、面会するきょうだいの状況を捉えて支援することがより求められると考えたことも、PICU において、入院児と面会するきょうだいへの支援について検討することが重要であると考えた理由である。

なお、本研究では、面会の場で実際に行われている医療者による支援を検討するため、観察データの収集が重要である。先にも述べたとおり、わが国の PICU は、見通しの良いオープンフロア病床が一般的であり、観察を行いやすいという点からも適切であると考えた。

*

本書では、実際にきょうだいが PICU 入院児と面会する場面の観察と、PICU 入院児ときょうだいの面会に立ち会った経験をもつ医療者および両親へのインタビューによって収集したデータに基づいて、PICU 入院児にきょうだいが面会する場で、医療者はきょうだいをどう支援しているのか、それはきょうだいにどのような影響を及ぼしているのかということについて述べる。これは、自らの体験を十分に言語化して表現できない発達段階にあるきょうだいたちが、入院児との面会を通してどのような体験をしているのかを、観察者である私と、きょうだいと関わった医療者、そして両親が捉えたきょうだいの姿から明らかにしようとしたものである。

第Ⅱ章では、医療者が、PICU入院児と面会するきょうだいと両親、それ
ぞれの状況をどのように捉えて、きょうだいをどう支援しようとしているの
かを検討した結果について説明する。そして、第Ⅲ章で、第Ⅱ章の結果を踏
まえて、きょうだいが面会する場で、医療者に求められるきょうだいへの支
援について考察する。

　第Ⅳ章では、きょうだいに対して医療者や両親が行った働きかけと、その
結果きょうだいに生じた変化について検討した結果を示し、第Ⅴ章で、入院
児との面会によってきょうだいを支援するために必要な働きかけについて考
察する。そして、第Ⅵ章では、総括として、本研究全体を通してわかったこ
とと今後の課題について述べる。

──── **引用文献**

1）Craft, M.J., Wyatt, N., Sandell, B. : Behavior and feeling changes in siblings of
　 hospitalized children, Clinical Pediatrics, 24(7), 374-378, 1985.
2）Simon, K. : Perceived stress of nonhospitalized children during the hospitalization of a
　 sibling, Journal of Pediatric Nursing, 8(5), 298-304, 1993.
3）Morrison, L. : Stress and siblings, Pediatric Nursing, 9(4), 26-27, 1997.
4）Havermans, T., Eiser, C. : Siblings of a child with cancer, Child: care, health and
　 development, 20(5), 309-322, 1994.
5）太田にわ：小児の母親付き添いによる入院が家族に及ぼす影響　家に残された同胞の精神面へ
　 の影響，岡山大学医療技術短期大学部紀要，3, 55-61, 1992.
6）新家一輝，藤原千恵子：小児の入院と母親の付き添いが同胞に及ぼす影響 - 同胞の情緒と行動
　 の問題の程度と属性・背景因子との関連性 -，小児保健研究，66(4), 561-567, 2007.
7）堂前有香，石川紀子，藤岡寛，他：入院中の子どものきょうだいのストレスの実態ときょうだ
　 い・家族が必要とする支援，日本看護学会論文集：小児看護，41, 184-187, 2011.
8）武内弘子，中村由美，杉本晃子，他：病棟の違いによる入院児のきょうだい支援に対する看護
　 師の認識と実践の差異，日本看護学会論文集：小児看護，40, 93-95, 2010.
9）石川紀子，西野郁子，堂前有香，他：小児医療専門施設におけるきょうだい支援の現状，小児
　 保健研究，71(2), 289-293, 2012.
10）前掲1）
11）前掲6）
12）Doll-Speck, L., Miller, B., Rohrs, K. : Sibling education: implementing a program for the
　 NICU, Neonatal network, 12(4), 49-52, 1993.
13）松山円，石塚未希，黒木香也子，他：自宅から離れた場所で治療を受ける患児のきょうだいへ
　 の説明，小児看護，32(10), 1316-1322, 2009.

14) Gursky, B. : The effect of educational interventions with siblings of hospitalized children, Journal of developmental and behavioral pediatrics, 28(5), 392-398, 2007.

15) Levick, J., Quinn, M., Holder, A, et al. : Support for siblings of NICU patients: an interdisciplinary approach, Social Work in Health Care, 49(10), 919-933, 2010.

16) Ivany, A., LeBlanc, C., Grisdale, M., et al. : Reducing infection transmission in the playroom: Balancing patient safety and family-centered care, American Journal of Infection Control, 44(1), 61-65, 2016.

17) Niemitz, M., Goldbeck, L. : Outcomes of an enhancement study with additional psychoeducational sessions for healthy siblings of a child with cancer during inpatient family-oriented rehabilitation, Psycho-Oncology, 27(3), 892-899, 2018.

18) Poster, E.C., Betz, C.L. : Survey of sibling and peer visitation policies in southern California hospitals, Child Health Care, 15(3), 166-171, 1987.

19) Meyer, E.C., Kennally, K.F., Zika-Beres, E., et al. : Attitudes about sibling visitation in the neonatal intensive care unit, Archives of Pediatrics and Adolescent Medicine, 150(10), 1021-1026, 1996.

20) Rozdilsky, J.R. : Enhancing sibling presence in pediatric ICU, Critical Care Nursing Clinics of North America, 17(4), 451-461, 2005.

21) 小林京子, 法橋尚宏：入院児の家族の付き添い・面会の現状と看護師が抱く家族ケアに対する困難と課題に関する全国調査, 日本小児看護学会誌, 22(1), 129-134, 2013.

22) Shuler, S.N., Reich, C.A. : Sibling visitation in pediatric hospitals: policies, opinions, and issues, Child Health Care, 11(2), 54-60, 1982.

23) Umphenour, J.H. : Bacterial colonization in neonates with sibling visitation, Journal of Obstetric, Gynecologic and Neonatal Nursing, 9(2), 73-75, 1980.

24) Wranesh, B.L. : The effect of sibling visitation on bacterial colonization rate in neonates, Journal of Obstetric, Gynecologic and Neonatal Nursing, 11(4), 211-213, 1982.

25) Maloney, M.J., Ballard, J.L., Hollister, B.A. et al. : A prospective, controlled study of scheduled sibling visits to a newborn intensive care unit, Journal of American Academy of Child Psychiatry, 22(6), 565-570, 1983.

26) Schwab, F., Tolbert, B., Bagnato, S., et al. : Sibling visiting in a neonatal intensive care unit, Pediatrics, 71(5), 835-838, 1983.

27) American Academy of Pediatrics : Postpartum (neonatal) sibling visitation, Pediatrics, 76(4), 650, 1985.

28) 前掲18)

29) Greisen, G., Mirante, N., Haumont, V., et al. : Parents, siblings and grandparents in the neonatal intensive care unit. A survey of policies in eight European countries, Acta Pediatrica, 98(11), 1744-1750, 2009.

30) Tan, S., Clarkson, M., Sharkey, D. : Variation in visiting and isolation policies in neonatal units: A U.K. nationwide survey, 37(1), e20-22, 2018.

31) Flacking, R., Breili, C., Eriksson, M. : Facilities for presence and provision of support to parents and significant others in neonatal units, Acta pediatrica, 108(12), 2186-2191, 2019.

32) 前掲9)

33）前掲21）

34）横尾京子，入江暁子，宇藤裕子，他：新生児看護の標準化に関する研究，日本新生児看護学会誌，13(1)，59-83，2006.

35）山口広子，築山愛，堀口愛美，他：NICUにおけるきょうだい面会についての全国調査 管理的側面からみた現状報告，日本新生児看護学会講演集，21，74，2011.

36）竹内幸江，内田雅代，白井史，他：小児がんの子どもの入院環境 10年前の調査との比較，小児がん看護，14(1)，40-48，2019.

37）前掲18）

38）前掲19）

39）前掲20）

40）前掲21）

41）前掲27）

42）Horikoshi, Y., Okazaki, K., Miyokawa, S., et al. : Sibling visits and viral infection in the neonatal intensive care unit, Pediatrics International, 60, 153-156, 2018.

43）Peluso, A.M., Hamish, B.A., Miller, N.S., et al. : Effect of young sibling visitation on respiratory syncytial virus activity in a NICU, Journal of Perinatology, 35, 627-630, 2015.

44）前掲15）

45）前掲19）

46）忍足香澄，出島千絵，竹俣紀代子，他：入院中の患児のきょうだいへの支援 -面会を中心に -，32(10)，1323-1328，2009.

47）堀口愛美，築山愛，山口広子，他：NICUにおけるきょうだい面会についての全国調査 きょうだい面会を実施していない施設の看護職を対象に，日本新生児看護学会講演集，21，158，2011.

48）前掲20）

49）前掲25）

50）前掲26）

51）Oehler, J.M., Vileisis, R.A. : Effect of early sibling visitation in an intensive care nursery, Journal of developmental and behavioral pediatrics, 11(1), 7-12, 1990.

52）藤田雅子，五十嵐良，足立久美子：低出生体重児（先天奇形）の同胞への看護ケア -18トリソミー症候群患児に同胞入室面会を実施した事例をとおして -，小児看護，25(4)，415-421，2002.

53）平井菜穂子，奥山歩美：看取りの場での同胞面会について，Neonatal Care, 18(11), 1122-1125, 2005.

54）中野里香，吉見智香：同胞面会を経験した家族の反応と思い -NICUにおける家族形成支援の検討 -，3年セミナー症例検討集録，15，10-11，2011.

55）前掲6）

56）前掲2）

57）前掲3）

58）前掲2）

59）植田育也：小児集中治療の現状とこれから，INTENSIVIST, 4(3), 429-433, 2012.

60）宮津光範，祖父江和哉，植田育也：PICUとは何か？ -PICUと麻酔科医 -，臨床麻酔，37(4)，

667-672, 2013.

61）中川聡：小児集中治療の現状 - 欧米と日本の違い -，小児内科，43(1)，14-18, 2011.

62）前掲59）

63）田中哲郎，内山有子，石井博子：わが国の全死因と不慮の事故の死亡率の国際比較，日本小児救急医学会雑誌，4(1)，127-134, 2005.

64）厚生労働省 政策統括官付参事官付保健統計室：平成29年（2017）医療施設（静態・動態）調査・病院報告の概況，2018.

65）清水直樹，志馬伸朗，賀来典之，他：わが国における小児集中治療室の現状調査，日本集中治療医学会雑誌，26(3)，217-225, 2019.

66）American College of Critical care Medicine Task Force 2004-2005 : Clinical practice guidelines for support of the family in the patient-centered intensive care unit, Critical Care Medicine, 35(2), 605-622, 2007.

67）前掲20）

68）Wincek, J.M. : Promoting family-centered visitation makes a difference, AACN clinical issues, 2(2), 293-298, 1991.

69）Frazier, A., Frazier, H., Warren, N.A. : A discussion of family-centered care within the pediatric intensive care unit, Critical Care Nursing Quarterly, 33(1), 82-86, 2010.

70）Meert, K.L., Clark, J. Eggly, S. : Family-centered care in the pediatric intensive care unit, Pediatric Clinics of North America, 60(3), 761-772, 2013.

71）Seino, Y., Kurosawa, H., Shima, Y., et al. : End-of-life care in pediatric intensive care unit: Survey in Japan, Pediatrics International, 61(9), 859-864, 2019.

72）橋倉尚美，山本亜希子：入院時オリエンテーションと入院中の児のきょうだいへの説明 -PICUにおける事例を通して，こどもと家族のケア，13(3)，60-64, 2018.

73）Shonkwiler, M.A. : Sibling visits in the pediatric intensive care unit, Critical Care Quarterly, 8(1), 67-72, 1985.

# 第II章 ■
# きょうだいの居場所をつくる

小児集中治療室入院児と面会するきょうだいに対する医療者の支援

本章では、小児集中治療室（PICU：Pediatric Intensive Care Unit）に入院している子どもにきょうだいが面会する場で、医療者が、きょうだいと両親のそれぞれの状況をどのように捉えて、きょうだいをどう支援しているのかを検討した結果について述べる。医療者が両親の状況をどのように捉えているのかということを含めて検討したのは、データ収集と分析を進める中で、両親にきょうだいと関わる精神的な余裕がない場合も多く、両親への医療者の対応についても検討する必要があると考えたからである。

　PICU入院児にきょうだいが面会する場で、医療者がきょうだいをどう支援し、それはきょうだいにどのような影響を及ぼしているのかを明らかにするために、本研究では、グラウンデッド・セオリー・アプローチ（GTA：Grounded Theory Approach）という研究法を用いて、PICU入院児にきょうだいが面会する場面の観察と、PICU入院児と面会するきょうだいと関わった経験をもつ医療者へのインタビューよってデータを収集し、分析した[■1]。GTAは、相互作用によって生じる変化のプロセスを、現象として把握する研究法で、観察やインタビューによって収集したデータから概念を抽出し、概念同士を関連づけることで、データの中にある現象がどのようなメカニズムで生じているのかを示すものである[1)]。

　観察によるデータ収集は、2施設のPICUで、8組の家族の協力を得て、合計で15場面を観察した。インタビューは、看護師9名、Child Life Specialist（CLS）5名、保育士1名の計15名を対象に行った。インタビューの対象となった医療者のうち3名は、観察後にインタビューを行った。観察を行っていない医療者もインタビューの対象としたのは、観察を行った施設に限らず、入院児と面会するきょうだいに関わった医療者の話を聞くことで、さまざまな状況の中でのきょうだいや両親への関わりやその意図に関するデータを収集し、より詳細に現象を把握するためである。観察協力者の概要を**表1**に、インタビュー協力者と語られた主な事例を**表2**に示す。各事例は、入院児の氏名とは関係のないアルファベットで表記した。なお、観察を行った事例とインタビューで語られたすべての事例において、きょうだいが

---

[■1]　研究方法の詳細はAppendix（p.113）に示した。

## 表1　観察協力者の概要

| 面会したきょうだい | 入院児 | 観察時の状況 | | 環境 |
|---|---|---|---|---|
| | | 年　齢 | 入院児の状況 | |
| 兄（3歳）・兄（5歳） | Aちゃん（女児） | 1歳 | 入室26日目・術後12日目 | オープンフロア |
| 姉（4歳） | Bちゃん（女児） | 8か月 | 入室6か月・術後16日目 | |
| 兄（6歳） | Cちゃん（女児） | 2歳 | 入室10日目・内科的治療中・人工呼吸器使用中 | |
| 兄（9歳）・兄（11歳） | Dくん（男児） | 2歳 | 入室88日目・術後5日目 | |
| 姉（2歳） | Eちゃん（女児） | 日齢29日 | 入室17日目・術後12日目・人工呼吸器使用中 | |
| | | 2か月 | 入室77日目・手術前・人工呼吸器使用中 | |
| | | 3か月 | 入室101日目・内科的治療中・人工呼吸器使用中 | |
| | | 4か月 | 入室113日目・終末期・人工呼吸器使用中 | 個室 |
| 兄（3歳）・姉（7歳） | Fちゃん（女児） | 11か月 | 入室1か月・手術前・人工呼吸器使用中 | |
| 兄（3歳） | Gちゃん（女児） | 1歳 | 入室7日目・終末期・人工呼吸器使用中 | |
| | | 1歳 | 入室7日目・終末期・人工呼吸器使用中 | |
| | | 1歳 | 入室12日目・終末期・人工呼吸器使用中 | |
| | | 1歳 | 入室12日目・終末期・人工呼吸器使用中 | |
| 兄（6歳） | Hくん（男児） | 4歳 | 入室19日目・終末期・人工呼吸器使用中 | |
| | | 4歳 | 入室19日目・終末期・人工呼吸器使用中 | |

**表2　インタビュー協力者と語られた主な事例**

| インタビュー協力者 | | | 語られた主な事例 | |
|---|---|---|---|---|
| 職種 | 経験年数 | 事例を経験してからの期間 | 面会したきょうだい | 入院児 |
| CLS | 8年 | 20日 | 兄（3歳） | Gちゃん（1歳・女児） |
| 保育士 | 9年 | 47日 | | |
| 看護師 | 6年 | 0日 | 兄（6歳） | Hくん（4歳・男児） |
| 看護師 | 2年 | 2か月 | 兄（2歳） | Iちゃん（10か月・女児） |
| 看護師 | 3年 | 5日 | 兄（11歳） | Jくん（8歳・男児） |
| 看護師 | 7年 | 0日 | | |
| 看護師 | 10年 | 5か月 | 兄（15歳） | Kちゃん（13歳・女児） |
| 看護師 | 13年 | 40日 | 姉（5歳）・兄（8歳） | Lくん（1歳・男児） |
| 看護師 | 14年 | 10か月 | 兄（3歳）・兄（5歳） | Mちゃん（2か月・女児） |
| 看護師 | 15年 | 11日 | 妹（7歳） | Nくん（10歳・男児） |
| 看護師 | 27年 | 6か月 | 兄（5歳）・姉（8歳） | Oちゃん（1歳・女児） |
| CLS | 3年 | 17か月 | 兄（11歳） | Pくん（8歳・男児） |
| CLS | 6年 | 22か月 | 弟（2歳）・弟（5歳） | Qくん（8歳・男児） |
| CLS | 7年 | 12か月 | 弟（8歳）・妹（10歳） | Rくん（12歳・男児） |
| CLS | 10年 | 30日 | 姉（12歳） | Sくん（9歳・男児） |

・CLS：Child Life Specialist
・Gちゃん、Hくんの事例は観察によるデータ収集も行った。
・Lくん以外はすべて終末期で、人工呼吸器使用中で意識がない状態であった。
・Lくん、Nくんはオープンフロア病床、その他は個室での面会であった。

　面会することは通常は制限されており、入院の長期化や終末期への移行、両親の要望といった理由がある時に限って、特例として認められていた。
　観察とインタビューによって収集したデータを分析した結果、【きょうだいの居場所をつくる】という現象が見い出された。本章では、【きょうだいの居場所をつくる】という現象について、〈1〉入院児と面会するきょうだいに対する医療者の支援、〈2〉【きょうだいの居場所をつくる】という現象を構成するカテゴリー、の順に説明する。

# **1** ── 入院児と面会するきょうだいに対する医療者の支援

　【きょうだいの居場所をつくる】という現象は、PICU 入院児にきょうだい
が面会する場で、《きょうだいの入院児への関わり》という状況から、【きょ
うだいの居場所をつくる】を中心とした医療者による働きかけを通して、《きょ
うだいを含めた家族の時間》《居場所のあるきょうだい》《居心地が悪そうな
きょうだい》という異なる帰結へと至るプロセスを示している（**図1**）。この
図は、データから抽出したカテゴリー（概念）を関連づけて現象を表したもの
で、現象の中心となるカテゴリーを【　】で、その他のカテゴリーを《　》で示
した。カテゴリー同士を関連づけているものは、それぞれのカテゴリーを構
成する、プロパティ（視点）とディメンション（プロパティから見た時の位置づ
け）という、カテゴリーよりも抽象度の低い概念である。このように、データ
から抽出した概念に基づいてカテゴリー同士を関連づけ、ある状況から異な
る帰結へと至る多様なプロセスを把握することで、より望ましい帰結へと至
る可能性を高めるためには、どのような条件を整えれば良いのかということ
を検討することができる。

　【きょうだいの居場所をつくる】という現象は、【きょうだいの居場所をつ
くる】《きょうだいの入院児への関わり》《きょうだいの気持ちの推察》《きょ
うだいの入院児に関する理解の推察》《両親がきょうだいに関わる余裕の査
定》《両親の意向の把握》《きょうだいの入院児に関する言動》《きょうだいの
気持ちの表出》《きょうだいと入院児をつなぐ》《きょうだいと両親をつなぐ》
《両親ときょうだいとの闘病体験の共有》《きょうだいを含めた家族の時間》
《居場所のあるきょうだい》《居心地が悪そうなきょうだい》という 14 のカテ
ゴリーによって構成されている。

　これらのカテゴリー同士の関連づけによって示された、《きょうだいの入
院児への関わり》という状況から、《きょうだいを含めた家族の時間》《居場
所のあるきょうだい》《居心地が悪そうなきょうだい》という 3 つの異なる帰
結へと至るプロセスはさまざまであったが、ここでは、その中の主要なプロ
セスについて、1.《きょうだいを含めた家族の時間》に至るプロセス、2.《居

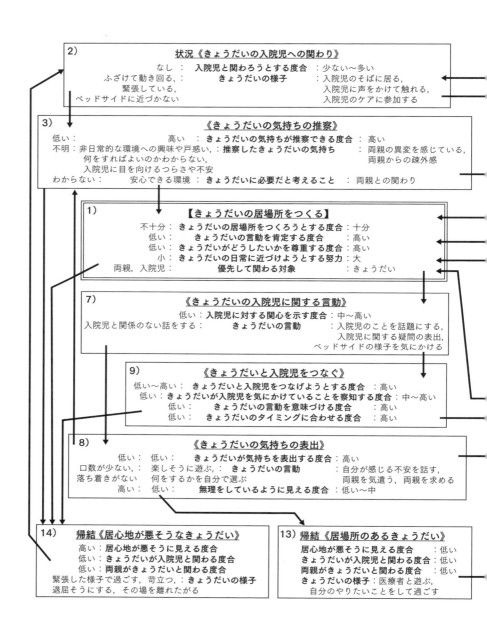

**図1 【きょうだいの居場所をつくる】という現象に関するカテゴリー関連図**

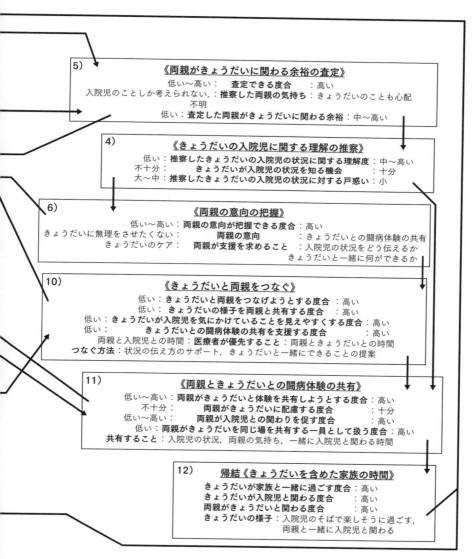

5) **《両親がきょうだいに関わる余裕の査定》**

| | | |
|---|---|---|
| 低い〜高い： | 査定できる度合 | ：高い |
| 入院児のことしか考えられない， 不明 | ：推察した両親の気持ち | ：きょうだいのことも心配 |
| 低い： | 査定した両親がきょうだいに関わる余裕 | ：中〜高い |

4) **《きょうだいの入院児に関する理解の推察》**

| | | |
|---|---|---|
| 低い： | 推察したきょうだいの入院児の状況に関する理解度 | ：中〜高い |
| 不十分： | きょうだいが入院児の状況を知る機会 | ：十分 |
| 大〜中： | 推察したきょうだいの入院児の状況に対する戸惑い | ：小 |

6) **《両親の意向の把握》**

| | | |
|---|---|---|
| 低い〜高い： | 両親の意向が把握できる度合 | ：高い |
| きょうだいに無理をさせたくない： | 両親の意向 | ：きょうだいとの闘病体験の共有 |
| きょうだいのケア： | 両親が支援を求めること | ：入院児の状況をどう伝えるか きょうだいと一緒に何ができるか |

10) **《きょうだいと両親をつなぐ》**

| | | |
|---|---|---|
| 低い： | きょうだいと両親をつなげようとする度合 | ：高い |
| 低い： | きょうだいの様子を両親と共有する度合 | ：高い |
| 低い： | きょうだいが入院児を気にかけていることを見えやすくする度合 | ：高い |
| 低い： | きょうだいとの闘病体験の共有を支援する度合 | ：高い |
| 両親と入院児との時間： | 医療者が優先すること | ：両親ときょうだいとの時間 |
| つなぐ方法： | 状況の伝え方のサポート，きょうだいと一緒にできることの提案 | |

11) **《両親ときょうだいとの闘病体験の共有》**

| | | |
|---|---|---|
| 低い〜高い： | 両親がきょうだいと体験を共有しようとする度合 | ：高い |
| 不十分： | 両親がきょうだいに配慮する度合 | ：十分 |
| 低い〜高い： | 両親が入院児との関わりを促す度合 | ：高い |
| 低い： | 両親がきょうだいを同じ場を共有する一員として扱う度合 | ：高い |
| 共有すること： | 入院児の状況，両親の気持ち，一緒に入院児と関わる時間 | |

12) **帰結《きょうだいを含めた家族の時間》**

| | |
|---|---|
| きょうだいが家族と一緒に過ごす度合 | ：高い |
| きょうだいが入院児と関わる度合 | ：高い |
| 両親がきょうだいと関わる度合 | ：高い |
| きょうだいの様子 | ：入院児のそばで楽しそうに過ごす， 両親と一緒に入院児と関わる |

＊四角内にはカテゴリー名と、カテゴリー同士が関連する条件を示した。左上の番号は、II -〈2〉で示す
　各カテゴリーの説明と対応している。
＊「状況」からさまざまな「行為 / 相互行為」を経て、異なる「帰結」へと至るプロセスを示している。
＊異なる「帰結」に至るプロセスは、次に「状況」から始まる新たなプロセスに影響を及ぼす。図はさ
　まざまなプロセスを経て循環する現象を表している。

場所のあるきょうだい》に至るプロセス、3.《居心地が悪そうなきょうだい》に至るプロセス、の順に説明する。

## 1.《きょうだいを含めた家族の時間》に至るプロセス

　PICU に入院中の子どもときょうだいが面会する場で生じるプロセスには、《きょうだいが入院児への関わり》をもつことができるかどうかということが大きく影響していた。《きょうだいが入院児への関わり》をもつことができる場合には、医療者は《両親がきょうだいに関わる余裕の査定》を行い、両親に余裕がないと査定した場合には、【きょうだいの居場所をつくる】という働きかけが必要であった。

　また、きょうだいがふざけて動き回ったり、緊張した様子で、《入院児への関わり》をもつことができない場合には、医療者は《きょうだいの気持ちを推察》した。PICU が非日常的な環境であることや、入院児や両親の様子が普段と異なることなど、きょうだいがこの様な反応を示す理由はさまざまであったが、医療者が《きょうだいの気持ちを推察》した結果、まずはきょうだいが安心できる環境が必要だと考える場合と、きょうだいに両親との関わりが必要だと考えるものの、《両親がきょうだいに関わる余裕を査定》し、両親に余裕がないと査定した場合に、医療者は【きょうだいの居場所をつくる】という働きかけを行った。

　医療者は、【きょうだいの居場所をつくる】という働きかけを行ったうえで、《きょうだいの入院児に関する言動》を捉えて、きょうだいと両親に関わっていた。きょうだいが入院児に関心を示して、《きょうだいの入院児に関する言動》が見られれば、それを捉えた医療者は《きょうだいと入院児をつなげ》ようとした。また、《きょうだいの入院児に関する言動》は見られないものの、《きょうだいの気持ちが表出》されれば、医療者は、例えば、きょうだいの様子を両親と共有することで《きょうだいと両親をつなげ》ようとした。いずれの場合も、その結果、両親が、きょうだいが入院児を気にかけていることや、きょうだいが抱いている気持ちに目を向けて、《両親ときょうだいとの闘病体験の共有》が適切に行われれば、《きょうだいを含めた家族の時間》をもつことができた。

一方で、【きょうだいの居場所をつくる】という働きかけを必要とせずに、《きょうだいを含めた家族の時間》へと至る場合もあった。医療者は、《両親がきょうだいに関わる余裕の査定》によって、両親にきょうだいと関わる余裕があると査定できると、《きょうだいの入院児に関する理解を推察》した。その結果、きょうだいが入院児の状況を理解していると推察できて、かつ、《両親ときょうだいとの闘病体験の共有》が適切に行われた場合には、《きょうだいを含めた家族の時間》に至っていた。

　また、《きょうだいの入院児に関する理解を推察》した結果、きょうだいが入院児の状況を理解できずに戸惑っていると考えた場合には、医療者は《両親の意向を把握》した。そして、両親がきょうだいとの闘病体験の共有を望んでいれば、医療者が《きょうだいと両親をつなぐ》ことで、《両親ときょうだいとの闘病体験の共有》を支援し、《きょうだいを含めた家族の時間》に至ることができた。これらの場合には、【きょうだいの居場所をつくる】という働きかけを必要とせず、《きょうだいを含めた家族の時間》へと至ることができた。

　しかし、《両親の意向の把握》ができなかったり、両親がきょうだいに無理をさせたくないという意向である場合、または、医療者が《きょうだいと両親をつなぐ》ことよりも両親と入院児との時間を優先する場合や、《両親ときょうだいとの闘病体験の共有》が適切に行われない場合には、医療者が【きょうだいの居場所をつくる】必要があった。


## 2.《居場所のあるきょうだい》に至るプロセス

　医療者が、【きょうだいの居場所をつくる】という働きかけを適切に行った場合に、《きょうだいの入院児に関する言動》や、《きょうだいの気持ちの表出》は見られないものの、きょうだいが、面会の場で楽しそうに遊んだり、何をするかを自分で選んで過ごすことがあった。そのような場合には、きょうだいは入院児との関わりはもたないものの、居心地が悪そうな様子ではなく、《居場所のあるきょうだい》という帰結に至っていた。


## 3.《居心地が悪そうなきょうだい》に至るプロセス

　ここまでに示してきたプロセスの中で、《きょうだいの気持ちの推察》がで

きなかったり、【きょうだいの居場所をつくる】という働きかけが適切に行われない場合、くわえて、《きょうだいの入院児に関する言動》が見られたものの、《きょうだいと入院児をつなぐ》という働きかけが適切に行われない場合には、《居心地が悪そうなきょうだい》という帰結に至っていた。きょうだいは、終始緊張した様子で過ごしたり、苛立つといった様子が見られ、面会の場を離れたがるきょうだいもいた。

　以上の異なる3つの帰結に至るプロセスは、次に《きょうだいの入院児への関わり》から始まるプロセスに影響を及ぼしながら、循環するものである。このような、《きょうだいの入院児への関わり》から異なる帰結へと至るさまざまなプロセスの積み重なる循環が、PICU入院児と面会するきょうだいの体験となっていた。

　なお、GTAで捉えるプロセスは相互作用によるもので、その場で生じている事象が各人にとってどのような意味をもつかが重要である。データ分析は、きょうだいの年齢や面会した環境（オープンフロアか個室かなど）、時期や状況（入院児の重症度や医療機器の使用状況など）といったことも考慮して行った。しかし、結果的には、きょうだいの年齢や病床の環境、入院児の重症度などは、関連図に示したプロセスを直接変化させるものではなかった。

## ◀２▶── 【きょうだいの居場所をつくる】という現象を構成するカテゴリー

　ここまで、【きょうだいの居場所をつくる】という現象について、《きょうだいの入院児への関わり》という状況から、《きょうだいを含めた家族の時間》《居場所のあるきょうだい》《居心地が悪そうなきょうだい》という3つの異なる帰結に至るプロセスについて説明した。ここからは、PICU入院児との面会の場で、医療者がどのようにきょうだいを支援し、きょうだいがどの様な体験をしていたのかを、実際のデータを紹介しながら説明する[2]。

　■2　観察データは主要な部分を要約し、インタビューデータは基本的に元データのまま引用し、一部、文脈や意味が変わらない範囲で修正している。

まず、現象の中心となるカテゴリーである【きょうだいの居場所をつくる】というカテゴリーについて説明したうえで、その他のカテゴリーについても説明する。


## 1.【きょうだいの居場所をつくる】

　【きょうだいの居場所をつくる】とは、PICUという非日常的な場で、医療者が、きょうだいの言動を肯定し、きょうだいがどうしたいかを尊重しながら、きょうだいの日常に近づけようとすることで、きょうだいが安心して過ごすことのできる場をつくろうとする働きかけである。

　医療者たちが行った【きょうだいの居場所をつくる】という働きかけは、物理的な環境としてきょうだいをひとりにしないことに限られたものではなかった。例えば、突然の心停止で入院したMちゃん（2か月）のきょうだい（3歳と5歳の兄）と関わった看護師は次のように話した。

> 　きょうだいも大切にしてもらってるっていう気持ちを、なんかわかってほしいなって。（中略）とにかく、ご両親とおじいちゃんおばあちゃんの視線は、Mちゃん（入院児）に向いていたんですね。そんな時でもきょうだいに目を向けてる大人がいるんだよっていうのが、なんか伝わるといいなって。
>
> [Mちゃん（2か月）の兄（3歳、5歳）と関わった看護師]

　兄たちがMちゃんと面会した場は、Mちゃんが入院している個室の中で、両親や祖父母もいる環境であった。これは、兄たちの居場所となる空間や人員が確保されているようにも思われる環境である。しかし、両親や祖父母が、急なMちゃんの入院に動揺し、兄たちのことを考える余裕がないように見えたことから、この看護師は、その場に兄たちに目を向けて関わる大人が必要だと考え、兄たちのそばを離れずに関わり、兄たちが、安心してMちゃんや両親たちと同じ場に居ることができる状況をつくろうとした。

　この事例のように、きょうだいに関わる余裕のない両親がいる一方で、両親は積極的にきょうだいに関わるものの、きょうだいがそれに応えようとしない場合もあった。

例えば、終末期と判断されたＧちゃん（1歳）の両親は、3歳の兄にもＧちゃんのケアに参加してほしいと考えてベッドサイドに誘っていたが、兄は離れた場所で遊んで過ごすことが多かった。Ｇちゃんの兄と関わったＣＬＳは、ベッドサイドに行くことを促すことよりも、兄の行きたくないという気持ちを肯定することが必要だと考えていた。

　　楽しそうな雰囲気がある中で、おいでっていろんな人が（ベッドサイドに）誘う。親も誘うし、看護師さんも誘ってくる。うん、それでも応えられないのは、やっぱり応えるタイミングにお兄ちゃんがいないからだと思うんですよね。（中略）安心できる材料がまだ足りない。そこで、一緒に座って絵を描いている私まで、お兄ちゃんに「一緒に行こうよ」って言ってしまったら、お兄ちゃんの行きたくない気持ちを肯定する大人がいなくなってしまうので、それが問題だなと思うんです。

[Ｇちゃん（1歳）の兄（3歳）と関わったＣＬＳ]

　このＣＬＳのように、入院児から離れていたいというきょうだいの気持ちや、入院児に目を向けることのつらさといった、きょうだいの感情を尊重することも大切だと考える医療者は少なくなかった。PICUの外にきょうだいが過ごせる場所があったり、医療者がきょうだいに付き添ってPICUを離れることができる場合には、いったん入院児のそばを離れることもできるという選択肢を提示して、きょうだいがどうしたいのかを尊重する医療者もいた。
　また、敢えて入院児に関する話をせずに、きょうだい自身の生活や日常について話すことや、ベッドサイドできょうだいが遊んだり、宿題をすることができる環境をつくるといった働きかけを行う医療者もいた。それによって、少しでもきょうだいの日常に近づけて、きょうだいが過ごしやすい場をつくろうとしていたわけである。例えば、口数が少なく、緊張した様子で面会していた15歳の兄と関わった看護師は次のように話した。

　　お兄ちゃんも、患者さん（入院児）に目を向けることってつらいことかなっていうのもあったので、全く関係ないことに1回（話を）振ってあげた

ほうが、話しやすいかもなっていう。(中略)「宿題何やっているの？」、「(夏休みが) 始まったばっかりなのによくやっているね」とか、なんかそういう、本当に関係ない話をしたりとか。　　［Kちゃん（13歳）の兄（15歳）と関わった看護師］

　この看護師は、きょうだい自身の生活や日常に目を向けて、敢えて入院児に関する話をせずに関わったと話した。そして、そのような関わりの中で、兄が少しずつ自分のことを話すようになり、時には、面会中に宿題やゲームをして過ごすようになったという。看護師は、それを、面会の場が兄にとって過ごしやすい場になったのだと評価していた。

　このように、医療者たちが、きょうだいにとって安心できる場をつくろうとする中で、きょうだいのほうから入院児に関わりをもとうとするようになることもあった。以下は、Hくん（4歳）の6歳の兄が面会した場面を観察したデータの一部である。面会に来た時にHくんの顔を一度は見に行くものの、すぐにベッドサイドを離れる兄に対して、医療者たちは、兄が安心して過ごせるように遊べる場をつくり、看護師やCLS、保育士が協力して、兄がひとりになることのないように関わっていた。

　　*11：06*　病室では、Hくんのベッドサイドで、母親が看護師と話しながら面会をしている。兄は、病室の隣の前室に敷かれたマットに座り、笑顔で保育士と粘土で遊んでいる。ドアは開いたままで、病室から、母親と看護師が話す声や生体情報モニターのアラーム音が断続的に聞こえてくる。(中略)
　　*11：09*　病室から微かにシリンジポンプの作動音が聞こえたタイミングで、兄が普通の声のトーンで、「あれ？なんだ？」と言って病室のほうを見る。保育士が、「ん？なぁに？」「なんか鳴った？」と答えるのと同時に、兄は突然立ち上がり、「向こう行ってみようか」と、呟くように言うと、靴を履いて小走りに病室へと入っていく。
　　兄はHくんのベッドサイドに駆け寄り、母親が、笑顔で「どうした？」と声をかけると、真顔で、「いっかい来てみた」と小さな声で言い、Hくんの顔を見つめる。
　　母親が、Hくんの右手を撫でながら、「さわれるよ」と声をかけると、兄

は、Hくんの右手をそっと何度か撫でている。

［Hくん（4歳）と兄（6歳）の面会場面］

　これは、Hくんが終末期と判断され、兄が面会できるようになってから2日目の面会場面であるが、実は、兄がHくんに触れることができたのはこの時が初めてであった。この場面できっかけになったように見えるシリンジポンプの作動音は、兄にとって初めて聞くものではなかったし、それまでに繰り返し聞こえていた生体情報モニターのアラーム音に比べると目立たない音で、観察後に話を聞いたこの場にいた保育士も、どうして急にあの音が気になったのかを不思議に感じていた。実際のきっかけが何であったかはわからないが、兄が、直接は関わりをもたないもののHくんや母親と同じ空間で過ごす中で、結果的に、兄にとっての良いタイミングでHくんのところに行き、関わりをもつ機会が生まれていたのである。

## 2.《きょうだいの入院児への関わり》

　PICUに入院中の子どもと面会するきょうだいと関わるうえで、《きょうだいが入院児への関わり》をもつことができるかどうかということは重要であった。きょうだいの年齢や入院児の状態にかかわらず、入院児のそばに居て、声をかけて触れたり、積極的に入院児のケアに参加するきょうだいがいる一方で、慣れない環境の中で興奮してふざけて動き回るきょうだいや、緊張した様子でベッドサイドに近づくことのできないきょうだいもいた。

　以下は、Gちゃん（1歳）に、3歳の兄が、母親と叔父、叔母の3人と一緒に面会していた時の一場面である。Gちゃんは終末期と判断され、PICUの中の個室に入院していた。

> ***11：20***　Gちゃん（入院児）のベッドサイドに叔父と叔母が立ち、すすり泣きながら、Gちゃんに声をかけている。母親は、叔母の隣に立って、落ち着いた口調で叔父と叔母に声をかけている。
> 　兄は、ベッドから2mほど離れた場所にある電子カルテの前の椅子に座っており、その横に看護師が立って兄の遊び相手になっている。兄は笑顔で

看護師と関わり、緊張している様子は見られないが、ベッドのほうに視線を向けることはない。(中略)

　兄は、電子カルテの前の椅子から降り、病室の入り口とGちゃんのベッドの間のスペースをウロウロと歩きまわっている。キョロキョロと周囲を見渡し、一度ベッドサイドのほうに視線を向けるが、すぐに視線を逸らして病室の出入り口へ行くと、病室の外の様子を覗いており、やや落ち着きがないように見える。(中略)

**11：23**　ベッドサイドでは、叔父と叔母、母親がGちゃんに声をかけながら面会を続けている。兄は、看護師とやりとりをしながら、病室の中を歩き回っており、ベッドサイドに近づこうとする様子は見られない。

[Gちゃん (1歳) と兄 (3歳) の面会場面]

　Gちゃんの兄は、見慣れないPICUの環境に興味を示していたことにくわえて、ほとんどGちゃんのほうを見ようとせずに歩き回る様子から、叔父と叔母が泣きながらGちゃんに声をかけている状況に戸惑い、ベッドサイドに近づけずにいるように見えた。医療者は、きょうだいが入院児との関わりをもつことができない場合には、《きょうだいの気持ちを推察》して対応し、きょうだいが入院児のそばで関わることができれば、《両親がきょうだいに関わる余裕の査定》を行っていた。

### 3.《きょうだいの気持ちの推察》

　医療者は、きょうだいが置かれている状況をさまざまな視点から考え、きょうだいの気持ちを推察して関わっていた。原因不明の呼吸停止で入院し、その日に回復が難しいと判断されたMちゃん (2か月) のきょうだい (3歳と5歳の兄) と関わった看護師は、両親の動揺も大きいなか、夜間に急遽病院に連れてこられた兄たちの様子について以下のように話した。

　全然なんか個室のすみっこのほうから (きょうだいが) 動けなくなってしまって。(中略) でも、絶対に彼らが今まで体験したことのないような部屋ですよね。恐ろしい部屋だったと思うんですよね。(中略) あぁ、じゃあいい

> や、Mちゃんの話をするのはひとまずやめよう、置いておこうって思って。まずはきょうだいの心のケアっていうか、こんな空間に急に連れてこられて、説明されてもわからないよねっていう。
>
> ［Mちゃん（2か月）の兄（3歳、5歳）と関わった看護師］

　この看護師は、病室の環境が、兄たちにとって「おそろしい部屋」かもしれないと推測し、まずは兄たちが少しでも安心できる環境が必要だと考えて、きょうだいの好きなことを尋ね、遊び相手になることから始めたという。

　また、医療者は、普段の入院児ときょうだいの関係性からもきょうだいの気持ちを推察していた。例えば、ベッドから離れた場所で過ごすことが多かったHくん（4歳）の兄（6歳）と関わった看護師は、母親から、普段はHくんが兄にちょっかいを出して遊んでいて、兄のほうから関わることは少なかったと聞き、急に普段と違う関わり方はできない兄の気持ちを推察して、「同じ環境に居られるだけでも、いいかなって」と、無理にHくんとの関わりを促すことはせずに関わった。

　そして、医療者は、両親を含めた家族の中で、きょうだいがどの様な体験をしているのかという視点からも、きょうだいの気持ちを推察していた。以下は、両親が入院児（Jくん、8歳）の状態を受けとめることができておらず、終末期であることを伝えられていなかった11歳の兄と関わった看護師の語りである。

> 　お兄ちゃん自身も、もう何していいかわからないんだと思うんですよね。なんかただ事じゃないかもしれないっていう中で。お母さんもいつもと全然違うし、「Jくん、Jくん」って、涙とか流してる中で、ちょっと違うぞっていうところで。疎外感プラス、ちょっとなんか、何が起こってるのかわかんないっていうのと、何していいかわかんないっていうので、ちょっとぽつんっていう。
>
> ［Jくん（8歳）の兄（11歳）と関わった看護師］

　この看護師は、兄が涙を流す両親に戸惑い、状況が理解できずに疎外感を感じているように見えたことから、両親に余裕が出るタイミングを見計らい

ながら、きょうだいが家族の一員として闘病体験を共有できるように支援する必要があると考えていた。

## 4.《きょうだいの入院児に関する理解の推察》

　PICU入院児と面会するきょうだいと関わる医療者にとって、きょうだいが入院児の状況を理解できているかどうかということも重要であった。医療者は、入院児がPICUに入院するまでの経過や両親からの説明の状況、面会の頻度や面会時の言動などから、きょうだいが入院児の状況を知る機会が十分であるかということや、入院児の状況に対してどのくらい戸惑っているのかということを捉えながら、きょうだいの理解度を推察した。

　PICU入院児に面会するきょうだいの年齢や理解力はさまざまであるが、医療者たちは、単に状況を正確に理解しているかどうかということだけではなく、きょうだいなりに納得し、戸惑いが小さいことも重視していた。例えば、終末期にあったGちゃん（1歳）の3歳の兄と関わった保育士は、Gちゃんがいるベッドから離れて過ごすことが多い兄について、「気になるけど行けない」という戸惑いを感じている状況で、それは、両親やGちゃんの様子が普段と違う理由が理解できず、「意味がわからない」ためだと推察していた。

> 　お母さんたちの姿とお兄ちゃん（3歳）の姿にすごく温度差があって。うん。意味がわからない。いつものお母さんじゃない、なんで泣いてるんだろうとか。その、ママもパパもぼろぼろ泣きながら（Gちゃんを）抱っこしてるのとかを見るのって、やっぱりお兄ちゃんからしたらすごい非日常じゃないですか。（中略）
>
> 　何事だろうみたいな、気になるけど行けないみたいな。そんな姿があったから、ちょっとこのまま残された時間を過ごすのは、お兄ちゃんも苦しいよねって。
>
> [Gちゃん（1歳）の兄（3歳）と関わった保育士]

　保育士はこのように感じていたが、両親から「お別れがもうすぐなんだよ」という話を聞いた兄が、その翌日から両親と一緒にGちゃんと関わるようになった様子を見て、「あ、だから（両親が）涙が出ちゃうんだっていうのも、

やっとそこでつながったんじゃないかなって」「あ、そういうことかっていうのを子どもなりに感じて、だからみんなで写真を撮って、だから一緒に過ごす時間も大事でっていうふうに、全部がつながった」と考えていた。このように、医療者はきょうだいなりの理解度を推察して関わっており、きょうだいが何歳であるかということよりも、医療者が、きょうだいが状況をどう理解していると考えるかのほうが、プロセスに影響していた。

### 5.《両親がきょうだいに関わる余裕の査定》

　医療者にとって、きょうだいを支援するうえで、両親の状況がどうであるかは重要であった。医療者は、面会中の両親の、入院児やきょうだいとの関わり方や、入院児やきょうだいに関する言動から、両親の気持ちを推察し、両親がきょうだいに関わる余裕があるかを査定した。

　例えば、感染性脳症で入院したRくん（12歳）の父親と関わったCLSは次のように語った。

> 　お子さん（入院児）がそういう状況になってしまったことも、こう、お父さんが自分を責めている状況だったので、なかなかきょうだいに向けて気持ち、頭がいっていないんだろうなって。

[Rくん（12歳）のきょうだい（8歳の弟、10歳の妹）と関わったCLS]

　CLSはこのように話し、まだきょうだいのことを考える余裕がない父親の気持ちを察して、自分がきょうだいと関わる時間をもちながら、父親ときょうだいを支援しようとした。

　同じ査定は、きょうだいが面会に来ていない時にも行われていた。窒息事故によって入院したOちゃん（1歳）の母親と関わった看護師は、ひとりで面会している時の母親の様子を、「水分もろくに取らないし、ほんとに憔悴っていうか」「自分のことに目を向けるっていう余裕がなくて」と感じていたが、その様な状態でも、会話の中に少なからずきょうだいの話題が出てくることから「すごいお母さんだな」と評価し、母親がきょうだいのことも気にかけることのできる状況にあると査定して、きょうだいの面会を通して、家族で

過ごす時間をもつことができるように関わっていた。このように、医療者による査定は、普段、両親だけが面会している時に行われることもあり、これは、実際にきょうだいが面会する場での査定に活かされていた。

## 6.《両親の意向の把握》

PICU入院児に面会するきょうだいを支援しようとするプロセスの中で、医療者は、両親にきょうだいと関わる余裕があるかということだけでなく、例えば、両親がきょうだいに入院児の状況を伝えることを望んでいるのか、面会の場できょうだいにどう過ごしてほしいと考えているのかといった意向や、医療者にどのような支援を求めているのかを把握しようとした。

> おうちに帰ってからのことを考えると、自分の判断だけでは、もちろん、きょうだいに勝手に説明とかはできなくて。家族として同じ経験っていうか、どういう風に共有していくかっていうところが大事なのかなぁと思うと、家族の中での、全員の状況とか考え方っていうのを踏まえて支援するというか。
> [Rくん（12歳）のきょうだい（8歳の弟、10歳の妹）と関わったCLS]

このCLSのように、子どもの入院に伴う体験を家族で共有できることが重要だと考える医療者は、きょうだいが入院児の状況を理解できずに戸惑っていると推察される場合でも、きょうだいに入院児の状況を共有するうえで、両親の意向を把握する必要があると考えていた。両親の意向はさまざまで、日々の体験の中で変化することもあった。闘病体験をきょうだいと共有することを望み、積極的に入院児の状況を伝えることや、きょうだいと一緒に入院児に何ができるかと考える両親もあれば、きょうだいに無理をさせたくないと考えて、きょうだいに入院児の状況を伝えることを望まずに、きょうだいがしたいように過ごさせたいと考える両親もいる。医療者は、そうした両親の意向に配慮しながら、きょうだいと両親に関わっていた。

## 7.《きょうだいの入院児に関する言動》

先述のとおり、最初からベッドサイドに近づいて入院児に関わることがで

きるきょうだいがいる一方で、面会に来たものの、入院児から離れて、入院児との関わりを持たずに過ごすきょうだいも少なくなかった。しかし、そのようなきょうだいたちにも、医療者との関わりの中で、自分から入院児への関心を示して、入院児のことを話題にしたり、入院児の状況に関する疑問を表出する、入院児の様子を気にかけるといった言動が見られるようになることがあった。

　例えば、Qくん（8歳）との面会時に落ち着きなく動き回るきょうだいたち（2歳と5歳の弟）が、「身の置き所がなくって、その子（きょうだい）自身がすごく苦しそう」に見えたCLSは、きょうだいが落ち着いて没頭できるような遊びを提供して関わった。その時のきょうだいたちの様子について、CLSは以下のように話した。

> 　僕たちのほうを向いている人が少なからずここには居そうだ。お兄ちゃん（入院児）のことばかりじゃなさそうだという体験をして、少しずつ、「お兄ちゃんはこうだったんだよ」みたいなお話をしてくれるようになった、そのきっかけになったんじゃないかなと。
>
> [Qくん（8歳）の弟（2歳、5歳）と関わったCLS]

　Qくんの事例では、CLSと関わる中で、弟たちが自分からQくんについて話す機会が増えていた。ある時、5歳の弟がCLSに話した「お兄ちゃんはもう動かないの？」という質問は、両親には言ったことのないものであった。

　《入院児に関するきょうだいの言動》が見られれば、医療者は《きょうだいと入院児をつなぐ》という働きかけを行ったが、きょうだいが入院児への関心を示さず、入院児のことを話題にせずに自分の話だけをして過ごしている場合には、医療者は、そこで表出された《きょうだいの気持ち》に応じて関わっていた。

## 8.《きょうだいの気持ちの表出》

　医療者との関わりの中で、自分も病気になることへの不安や、普段と様子の違う両親への気遣い、両親にかまってもらいたい気持ちなど、自分が抱い

ている気持ちを医療者に伝えるきょうだいがいた。以下は、家族で乗っていた車の交通事故で入院したSくん（9歳）の姉（12歳）と関わったCLSの語りである。

　　　高速道路での事故だったから、（姉が）「（高速道路には）しばらく絶対行かない」とか「怖いよ」っていうようなことも言ったりして。「怖いに決まってるじゃないですか」みたいな感じでばーって話して、でもそれ以上はもう言いたくないみたいな感じだったので。（中略）
　　　（姉が）そういう不安な気持ちをもってるよっていうことは、言わなくても思ってるよっていうことは、親御さんには知っててほしいかなっていうのがあって。
　　　　　　　　　　　　　　　　[Sくん（9歳）の姉（12歳）と関わったCLS]

　Sくんは回復が難しい状況で、両親はとにかく明るく見送ってあげたいと考えており、姉も状況をよくわかっていると話していた。しかし、姉が無理して明るく振る舞っているように感じていたCLSは、姉が自分が抱いている不安を両親に伝えた時に、そういう気持ちになっても良いことを保証する両親であってほしいと考えて、両親に姉の様子を伝えた。このように、《きょうだいの気持ちの表出》があれば、医療者はそれを踏まえて、《きょうだいと両親をつなぐ》という働きかけを行っていた。
　一方、気持ちを表出することのないきょうだいもいたが、楽しそうに遊んでいたり、何をするかを自分で選んで自由に過ごすきょうだいと、口数が少なく、落ち着かない様子で、無理をしているように見えるきょうだいがいた。

### 9.《きょうだいと入院児をつなぐ》
　《きょうだいと入院児をつなぐ》とは、医療者が、きょうだいが入院児を気にかけていることを察知して、きょうだいの言動を意味づけながら、きょうだいのタイミングに合わせて、入院児の状況を伝えたり、きょうだいの疑問に答える、入院児と関わる機会をつくる、入院児のためにできることを提案する、きょうだいがしてあげたいことを後押しするといった方法で、きょうだいと入院児をつなげようとする働きかけである。

以下は、Hくん（4歳）のベッドから離れたところで折り紙をして過ごしていた、6歳の兄と関わったCLSの語りである。

> 「Hくん頑張ってるからベッドサイドに行かないかい？」って（看護師から）誘われたんですよね。そしたら、「行かない」って言ったんです、お兄ちゃん。だから、うん、今じゃないって私も思って。なので、「それ（折り紙）が出来上がったら見せに行こっか」って言ったら、「うん」って言ってくれたので。○○くん（兄の名前）の場合は、それを折り終わるタイミングだったんですよね。*（中略）*
> 　心配だから行きたいけど、どうしよっかな、なんかちょっと怖いな、どうしよっかなって揺れちゃうけど、そこで「一緒に行こっか」って「見せに行けばいいんじゃない？」とかっていう、ぽんっていう背中を押すひと言があれば「行く」って言えるから、そこを見誤らないのが大事だなと。
>
> [Hくん（4歳）の兄（6歳）と関わったCLS]

　CLSは、兄がHくんのベッドから離れた場所で折り紙を折りながら、時折ベッドのほうへ視線を向ける様子からHくんのことを気にかけていることを察していた。そのうえで、Hくんに見せるために折るという意味づけをしながら、兄にとって良いタイミングでHくんのところへ行くことができるように働きかけていた。

　また、緊張した様子でKちゃん（13歳）と面会していた15歳の兄と関わった看護師は、Kちゃんの体位交換を行った際に、兄から「それってなんでやってるんですか？」と質問されたという。質問する兄の様子を「勇気を振り絞った感じ」と捉えた看護師は、兄の質問に答えたうえで、「そうやって気づいてくれたのって、すごく大事なことだから」と伝え、気になったことは何でも質問して良いと保証した。その後、兄から、入院児に関する質問や、「涙が出てる」といった入院児を気遣う言動が増え、看護師は、兄の言動に合わせて、例えば、「涙拭いてあげて」と促すことで、入院児と関わる機会をもつことができるように関わっていた。

## 10.《きょうだいと両親をつなぐ》

　《きょうだいと両親をつなぐ》とは、医療者が、両親にきょうだいの様子を共有し、きょうだいが入院児を気にかけていることを見えやすくして、きょうだいに入院児の状況を伝えることをサポートしたり、きょうだいと一緒にできることを提案することで、きょうだいとの闘病体験の共有を支援する働きかけである。

　以下は、入院当日に終末期であると判断されたMちゃん（2か月）に、両親、祖父母と一緒に面会していた3歳と5歳の兄と関わった看護師の語りである。両親と祖父母が泣きながらMちゃんのベッドを囲む中、緊張した様子に見えたきょうだいに、看護師は遊び相手となって関わっていた。

> 　（5歳の兄が）おもちゃのブロックを、バンバンバンバン、なんか壁に投げ始めたんですよね。今まで一緒に遊んでたおもちゃのブロックを。で、お母さんが「やめなさい」って。で、その子（兄）が、「大きな音立てて（Mちゃんを）起こしてるんだよ」って言ったんですよね。私はそこで、「あぁそうだったんだねって」って。「ありがとね」って、「そういう気持ちでバンバンやってたんだね」っていうふうに（兄に）言ったら、周りの家族が、なんかちょっと雰囲気が軽くなったというか。そっかぁって、そうだったんだねって。
>
> [Mちゃん（2か月）の兄（3歳、5歳）と関わった看護師]

　この語りでは、家族にとって意味がわからなかった5歳の兄の行動に対して、看護師が、兄の「大きな音立てて起こしてるんだよ」という言葉を捉えて、入院児のための行動だと理解して表現したことで、兄も入院児のことを気にかけていることがわかりやすいものとなり、兄と両親とをつなげるきっかけとなった。これは、きょうだいと両親が同じ場に居る状況での出来事であったが、医療者が、両親が居ない場でのきょうだいの言動を捉えて、両親に働きかける場合もあった。

　終末期であったQくん（8歳）の弟（5歳）は、ある日、CLSとの関わりの中で、「ママはずっと泣いてばっかなんだよ。（Qくんが）死んでいるからもうずっと泣いてばっかなんじゃないかな」と話したという。弟には、まだQく

んの死が近いことは伝えられていなかったが、CLSは、5歳の弟なりに状況を理解していることを両親に伝え、母親と相談しながら、弟にQくんの状況を伝えるための絵本を作成して、弟と両親との闘病体験の共有を支援した。

### 11.《両親ときょうだいとの闘病体験の共有》

　ここまでに述べたように、医療者はきょうだいと両親の様子を捉えながら、【きょうだいの居場所をつくる】ことや、《きょうだいと入院児をつなぐ》《きょうだいと両親をつなぐ》といった働きかけを行っていた。しかし、《きょうだいを含めた家族の時間》へと至るためには、これらだけでは不十分で、《両親ときょうだいとの闘病体験の共有》が行われることが必要であった。

　《両親ときょうだいとの闘病体験の共有》とは、両親が、きょうだいに配慮しながら、入院児との関わりを促し、きょうだいを同じ場を共有する一員として扱って、入院児の状況や両親の気持ち、一緒に入院児と関わる時間を共有することで、きょうだいと闘病体験を共有しようとする働きかけである。

---

*13:23*　母親は椅子に座り、兄（6歳）を膝の上に座らせて、「Cちゃん頑張ってるよ」「Cちゃんね、ず〜っとこうやって寝てるの」と、穏やかな口調で話し、黙ってうつむいている兄の緊張を和らげようとしているようである。（中略）

*13:25*　母親は、ベッド柵に貼られている、兄が書いたCちゃんへの手紙のほうを見て、明るい声のトーンで、「ほら、○○（兄の名前）が書いたやつ貼ってくれてるよ」と言って兄の顔を覗きこむ。兄の手紙を話題にすることによって、兄もこの場の参加者のひとりとして扱っているように見える。兄は顔を上げると、母親の膝の上で体を伸ばして手紙のほうを覗きこみ、表情が若干和らいだように見える。（中略）

*13:27*　母親は、自分が座っていた椅子に兄を座らせると、兄の右隣に、兄のほうに体を寄せてしゃがみ込み、「Cちゃんかわいそうだね。かわいいかわいいCちゃんだもんね」「パパとママもね、毎日ここにきてね。手を洗って、マスクして、Cちゃん頑張れ〜ってお話してるんだよ」と穏やかな口調で兄に声をかけ続けている。　　　　[Cちゃん（2歳）と兄（6歳）の面会場面]

---

Ｃちゃんの母親は、緊張した様子で面会する兄に寄り添いながら、Ｃちゃんの状況を伝え、Ｃちゃんに対する「かわいそうだね」「頑張れ」という気持ちを共有しようとした。兄のそばを離れずに明るく穏やかに関わる様子から、緊張する兄への配慮が感じられ、兄がＣちゃんのために書いた手紙を話題にすることで、兄も同じ場を共有する一員として扱っているように見えた。

PICU に入院した子どもの両親は、必要があれば、医療者の支援を受けながら、同じ場を共有する一員としてきょうだいに関わり、きょうだいに入院児の状況や自分たちの気持ちを伝え、きょうだいと一緒に入院児と関わる時間をつくることで、きょうだいと闘病体験を共有しようとした。一方で、両親がきょうだいに入院児との関わりを促すものの、きょうだいの気持ちが追いつかずに一方的なものになってしまう場合や、両親が入院児のことを優先して、きょうだいに積極的に関わることができない場合もあった。

### 12.《きょうだいを含めた家族の時間》

《きょうだいを含めた家族の時間》とは、きょうだいと両親が一緒に入院児を囲み、入院児のケアを行ったり、入院児の話をしながら過ごし、面会の場で、きょうだいを含めた家族が一緒に過ごす時間をもつことができる状況である。

例えば、終末期であったＫちゃん（13歳）の15歳の兄は、つらすぎてＫちゃんの部屋に入れない母親の代わりに、Ｋちゃんが好きだったものや写真をもってくるという役割を自分から担っていた。Ｋちゃんに兄と両親が面会している時の様子について、Ｋちゃんの家族と関わった看護師は以下のように話した。

> 普通の家族ってこんな感じだよなって思うぐらいの。PICU 内で異様な環境、異様な空間ではありますけど、うん、普通に笑い声が聞こえてみたりとか。（中略）お兄ちゃんが妹さん（入院児）の部屋から写真をもってくると「こんなのあったよ」とか、「懐かしいね」みたいな。

[Ｋちゃん（13歳）の兄（15歳）と関わった看護師]

Kちゃんの兄は15歳で、面会を通して兄なりに状況を理解して、自分から家族の一員として闘病体験に参加する中で、兄と両親が一緒にKちゃんを囲み、「普通の家族」に見えるような、和やかな家族の時間が生まれていた。

また、入院児が産まれてから一度も退院できていないような場合にも、きょうだいが安心できる環境を整えることができれば、きょうだいと両親が一緒に入院児のそばで過ごし、家族の時間をもつことができていた。以下は、終末期と判断されたEちゃん（4か月）に2歳の姉が両親と一緒に面会した時の一場面である。

> *10：00　両親と一緒に、跳ねるような足取りでEちゃんの個室へと向かう姉（2歳）に、看護師たちが笑顔で「○○ちゃん（姉の名前）きたの〜。こんにちわ〜」と声をかけると、姉は笑顔で看護師たちに手を振りながら個室に向かう。（中略）*
>
> *10：06　母親はEちゃんのベッドサイドで、ベッドの周りを小走りに動きまわっている姉の相手をしていて、父親は、壁際のテーブルで、両親と姉、Eちゃんの4人で撮った写真が貼られた台紙を色紙で飾り付けている。看護師が、「すごく良い感じに仕上がってますね」と声をかけると、父親が笑顔で頷き、母親も笑顔で、「そうなんです。なんか、いい写真が撮れたんで」と明るく笑顔で話す。姉は、「きゃっきゃっ」と明るく声をあげて笑いながら、小走りに両親の間を行き来している。*

[Eちゃん（4か月）と姉（2歳）の面会場面]

Eちゃんは生後1度も自宅に帰ることなく、この観察の1週間後に亡くなった。姉は、Eちゃんの生後24日目にPICUで初めて面会し、その後両親と医療者との相談で、終末期へと移行して姉の面会が自由になる以前の3か月間に、計6回の面会が重ねられていた。最初は緊張していたPICUの環境や医療者にも慣れ、Eちゃんと一緒に笑顔で写真を撮ることもできた。幼い姉が、Eちゃんがいる部屋の中で楽しそうに過ごし、両親がEちゃんと姉の双方に和やかに関わっている様子は、日常的な家族の姿のように見えた。

## 13.《居場所のあるきょうだい》

　《居場所のあるきょうだい》とは、医療者が、きょうだいに関心を向けて関わることで、きょうだいが入院児とは直接関わりをもたないものの、目に見えて緊張や不安を感じることなく、入院児と同じ場に居ることができる状況である。

> 　お兄ちゃんが手を振ってくれて、すっごい大きい声で、「また後でね」って言われたんですよ。(中略) 後でまたここに帰ってくるよ、じゃあねみたいな感じだったから、あぁ、ちゃんと、彼の中でここが安心できる場所になって、また来るねになったんだなって。

[Gちゃん（1歳）の兄（3歳）と関わった保育士]

　Gちゃんの両親は、3歳の兄も一緒にGちゃんと関わることを望んでいたものの、兄はそれに応えることができずにいた。しかし、ベッドサイドでGちゃんと関わる両親の代わりに、保育士やCLS、看護師が兄の遊び相手となって、兄が自由に過ごせる場が確保されたことで、面会の場は、兄にとって居心地の悪い場にはなっていないように見えた。

　また、交通外傷で入院し、重篤な状態であったSくん（9歳）と面会した12歳の姉と関わったCLSは、姉から、よくSくんとポケモンのアニメを観ていたという話を聞き、ベッドサイドでポケモンのDVDを観ることができるようにした。すると、数日後に姉から、「あのポケモンがあって、すごく部屋に居やすくなりました」と言われたという。居やすくなった、ということは、以前は居づらさを感じていた、ということでもある。CLSは、「特に（年齢が）大きい子は、何かやんなきゃいけないのかなっていう気になっちゃうかもしれない」と話し、きょうだいにとって、日常に近い環境をつくることは大切で、それがきょうだいにとって居やすい場につながったと考えていた。

## 14.《居心地が悪そうなきょうだい》

　面会の場で、医療者や両親の働きかけが適切に行われない場合には、きょうだいは、終始緊張した様子で硬い表情で過ごしたり、苛立つ、退屈そうに

する、面会の場を離れたがるといった様子で、面会の場が、居心地の悪い場となっているように見えた。

> お兄ちゃんがお母さんに質問とかをしてもあんまり。「ちょっと静かにしてて」みたいな感じの対応をされてしまったりとか。(中略) あまりお兄ちゃんに(両親の)関心がいっていないような感じで。何かもう、ずっともう、ふてくされたっていうような感じじゃないですけど、あんまりその、ケアとかにももうあんまり(参加しようとしなかった)。

[Jくん(8歳)の兄(11歳)と関わった看護師]

Jくんの兄(11歳)は、面会の場で両親や医療者にJくんについてよく質問し、両親と一緒にケアにも参加していたという。しかし、Jくんの回復が難しいという医師の説明を受けて両親が兄に関わる余裕をなくすと、病室の隅で携帯をいじって過ごすようになった。その様子を見た看護師は、病室で兄が孤立しているように感じていた。

──引用文献

1) 戈木クレイグヒル滋子：グラウンデッド・セオリー・アプローチ-理論を生み出すまで　改訂版, 新曜社, 2016.

第Ⅲ章 ■

# 面会の場で医療者に求められる
# きょうだいへの支援

第Ⅱ章では、小児集中治療室（PICU）に入院している子どもにきょうだいが面会する場で、医療者たちが、きょうだいと両親、それぞれの状況をどのように捉え、きょうだいをどう支援しているのかを、【きょうだいの居場所をつくる】という現象に基づいて述べた。

　この現象によって示されたのは、【きょうだいの居場所をつくる】という働きかけを中心に、《きょうだいの気持ちの推察》や《きょうだいの入院児に関する理解の推察》によってきょうだいの状況を捉えながら、《両親がきょうだいに関わる余裕の査定》や《両親の意向の把握》によって両親の状況にも目を向けて、きょうだいを支援しようとするプロセスであった。そして、医療者が、《きょうだいの入院児への関わり》や《きょうだいの入院児に関する言動》《きょうだいの気持ちの表出》といったきょうだいの言動に合わせて、【きょうだいの居場所をつくる】《きょうだいと入院児をつなぐ》《きょうだいと両親をつなぐ》という働きかけを適切に行うことで、《両親ときょうだいとの闘病体験の共有》につなげることができれば、《きょうだいを含めた家族の時間》に至ることができるというものであった。

　本章では、この現象を踏まえて、PICU 入院児にきょうだいが面会する場で、医療者に求められるきょうだいへの支援について、〈1〉きょうだいを含めた家族の時間につなげる支援、〈2〉きょうだいの居場所をつくる働きかけ、〈3〉居場所をつくるための環境づくり、という点から考察する。

## 1 ── きょうだいを含めた家族の時間につなげる支援

　PICU に入院している子どもに面会する場は、きょうだいにとって、時に、《居心地が悪そうな》場となり得るものであった。入院児と面会する場が、きょうだいにとって《居心地が悪そうな》場とならないためには、医療者による【きょうだいの居場所をつくる】という働きかけが重要であった。さらには、両親の状況にも配慮しながら支援することで、PICU という特殊な環境であっても、《きょうだいを含めた家族の時間》をもつことができた。ここでは、まず、《きょうだいを含めた家族の時間》をもつことができるように支援することの意味について考えたい。

PICU入院児にきょうだいが面会する場で、きょうだいと両親が一緒に入院児を囲み、《きょうだいを含めた家族の時間》をもつためには、両親のきょうだいへの関わりが重要であった。しかし、両親が十分にきょうだいに関わることができない場合にも、医療者が、《両親がきょうだいに関わる余裕》や《両親の意向》に目を向けて、《きょうだいと両親をつなぎ》、《両親ときょうだいとの闘病体験の共有》を支援することで、《きょうだいを含めた家族の時間》をもつことができた。

　先行研究では、PICU入院児の両親が、きょうだいへの入院児に関する情報の伝え方に悩み、説明を差し控えることも少なくないことや[1]、一般病棟に入院した子どもの両親66名のうち、きょうだいに入院児の病状を説明していた両親は4割で、両親は医療者による説明を期待していたことが報告されている[2]。くわえて、入院児のきょうだいに生じる情緒や行動の問題には、きょうだいに対して、入院児の状況をどう伝えているのかが影響することが指摘されていることから[3,4]、面会の場で、医療者がきょうだいへの説明を支援することは重要である。しかしながら、単に医療者がきょうだいに対して直接的に介入するだけでは不十分である。なぜなら、先行研究において、Child Life Specialist（CLS）の教育的介入によってきょうだいの不安の程度が軽減したものの、介入した後も低値とはいえず、両親を含めた介入が必要であるとする報告や[5]、きょうだいの入院児の重症度に対する認識は、両親の態度に影響されるという報告があり[6]、きょうだいへの説明において、いかに両親を巻き込むかが重要であると考えられるためである。

　以上のことを踏まえると、本研究の対象となった医療者が、両親の状況に目を向けながら、《きょうだいと両親をつなぐ》という働きかけの中で、きょうだいに入院児の状況を伝えることをサポートしていた点は重要であろう。本研究で把握した《きょうだいと両親をつなぐ》という働きかけは、単に医療者がきょうだいに説明するだけではなく、両親と一緒にきょうだいへ情報を伝えることや、両親がきょうだいと一緒にできることの提案を含めた、《両親ときょうだいとの闘病体験の共有》を支援するものであった。

　小児がんの子どものきょうだいへの説明に関する研究の文献レビューでは、きょうだいが状況に適応するために、きょうだいへ病児に関する情報を

提供するだけでなく、両親ときょうだいとが情報を共有することを通して、きょうだいが両親からのサポート感や両親との一体感を感じることが重要であると指摘されている[7]。このことから、《きょうだいと両親をつなぐ》という、《両親ときょうだいとの闘病体験の共有》を支援する働きかけによって、《きょうだいを含めた家族の時間》に至るプロセスは、PICUへの子どもの入院という状況に対して、きょうだいが適応することを支援できる可能性があり、重要であると考えられた。

　《両親ときょうだいとの闘病体験の共有》へと至るプロセスは、必ずしも《きょうだいと両親をつなぐ》という働きかけを必要とするものばかりではないが、【きょうだいの居場所をつくる】という現象の一連のプロセスの中で、医療者が、きょうだいと両親、双方の状況を捉えながら、【きょうだいの居場所をつくる】《きょうだいと入院児をつなぐ》《きょうだいと両親をつなぐ》という働きかけを適切に行って、《両親ときょうだいとの闘病体験の共有》につなげることが、入院児のきょうだいを支援するうえで重要であろう。

　また、両親の不安の程度といった、両親の精神的な状態もきょうだいに生じる問題に影響を及ぼすことが知られている[8-10]。くわえて、PICUに子どもが入院した両親には、不安や抑うつ、心的外傷後ストレス障害といった問題が生じる可能性が高いことが指摘されている[11-14]。一方で、PICUに子どもが入院した両親に、不安や抑うつといったネガティブな影響ばかりではなく、危機的な体験を乗り越える中で、以前より精神的に強くなったと感じたり、他者とのつながりや人生への感謝を感じるようになるといった、post-traumatic growthというポジティブな変化も生じることが報告されており[15, 16]、この、両親のpost-traumatic growthが、きょうだいに生じる情緒と行動の問題を減少させるという報告もある[17]。つまり、もし、このような両親のポジティブな変化を支援することができれば、それが間接的にきょうだいへの支援にもなり得るわけである。

　そこで、入院児ときょうだいの面会が両親に及ぼす影響に目を向けると、新生児集中治療室（NICU）入院児ときょうだいの面会によって、両親のwell-beingが有意に向上した[18]ことや、一般病棟において、入院児ときょうだいが面会したことで、母親が前向きな気持ちになったり、きょうだいと

状況を共有しやすくなったと感じていた[19]ことなど、入院児ときょうだいの面会が両親にポジティブな影響を及ぼしたことが報告されている。入院児ときょうだいの面会を通した体験が、どのように両親に前向きな変化をもたらしたのか、そのプロセスは明らかにされていないが、【きょうだいの居場所をつくる】という現象でみられたように、PICU入院児にきょうだいが面会する場で、《きょうだいを含めた家族の時間》をもつことは、両親にポジティブな影響を及ぼす可能性があり、この点からも《きょうだいを含めた家族の時間》に至ることができるように働きかけることは、きょうだいにとってより望ましい状況につながる可能性があるだろう。

ところで、本研究で収集したデータの事例には、入院児が終末期に移行してから行われた面会が少なくなかった。きょうだいの同胞との死別と悲嘆に関する文献レビューでは、死別体験によって、不安や抑うつ、登校拒否といった問題が生じるきょうだいがいる一方で、死別体験を通して精神的に成熟する場合もあり、自由な面会を通して、きょうだいが家族の一員として闘病を体験することの重要性が指摘されている[20]。たとえ終末期の面会であっても、きょうだいにとって、ポジティブな変化につながる体験とするためには、適切に《両親ときょうだいとの闘病体験の共有》が行われ、《きょうだいを含めた家族の時間》をもつことができるように、きょうだいと両親の双方に目を向けた支援を行うことが重要である。

# ◀ 2 ▶ ── きょうだいの居場所をつくる働きかけ

先に述べたとおり、PICU入院児ときょうだいとの面会を通して、《きょうだいを含めた家族の時間》をもつことは重要である。しかし、必ずしもそこに至ることができる家族ばかりではない。PICUで、入院児のためにきょうだいを会わせたいという親の意向で、本人の意思に反して面会したきょうだいが、昏睡状態の入院児に会い、ショックを受けてその場を走り去ってしまったという事例報告があるように[21]、いかに両親が、きょうだいが入院児と関わり、家族で一緒に過ごす時間をもつことを望んでいても、それがきょうだいにとって強要されるものとならないように配慮が必要であろう。

PICU入院児と面会するきょうだいを医療者が支援するうえで、最も重要だと思われたのが、【きょうだいの居場所をつくる】という働きかけである。医療者たちが行ったこの働きかけは、単に物理的にきょうだいが居る場所をつくることではなかった。きょうだいの言動を肯定しながら、きょうだいがどうしたいのかを尊重して関わることで、きょうだい自身が面会の場での過ごし方を選択し、自分の意思や気持ちを表出しやすい状況をつくるという、きょうだいの心理面にも配慮したものであった。医療者たちは、きょうだいの入院児との距離をとりたいという気持ちをも汲みとりながら、入院児とは関係のないやりとりをしてきょうだいと関わることもあった。その結果、きょうだいが入院児との関わりはもたないものの、《居心地が悪そうな》様子ではなく、自分のやりたいことをして過ごすことのできる、《居場所のあるきょうだい》という状況がつくられていた。

　入院している子どものきょうだいが抱く気持ちについて、小児がんで入院している子どものきょうだいは、入院児のことを心配し、入院児や家族を支えたいという気持ちがある一方で、両親の対応が変化したことによる入院児に対する嫉妬や、家族から取り残された感覚を抱いていることが指摘されており[22, 23]、今回収集した観察データの中でも、入院児と両親の様子を気にしながらも近づくことのできないきょうだいの姿があった。医療者がそれを意識していたかどうかにかかわらず、【きょうだいの居場所をつくる】という働きかけによって、結果的に、きょうだいが抱いているネガティブな感情や葛藤が受け入れられる環境をつくったことは、《居場所のあるきょうだい》という状況につながっていた。きょうだいが入院児との関わりをもたず、《きょうだいを含めた家族の時間》に至ることはできなくとも、きょうだいが安心して過ごすことのできる、《居場所のあるきょうだい》という状況を確保することで、入院児が実際に治療を受けている場で、きょうだいが子どものPICU入院に伴う闘病を体験する機会をつくることの意味は大きいだろう。

　PICU入院児と面会する場で、《きょうだいを含めた家族の時間》をもつためには、両親がきょうだいにどう関わるかということが重要であった。しかし、《居場所のあるきょうだい》という状況が確保されることは、少なくとも、きょうだいが入院児や両親と同じ場に居る時間を増やし、《きょうだい

を含めた家族の時間》へと至る機会をつくることにつながっていた。PICU入院児の両親は、精神的に余裕がないことが多いことも考慮すれば、きょうだいの居場所を確保しながら、両親の状況に目を向けて、両親が徐々に《きょうだいとの闘病体験の共有》に向かうことができるように支援することは重要である。そのためにも、医療者による【きょうだいの居場所をつくる】という働きかけが求められるのである。

## ◀ 3 ▶ ── 居場所をつくるための環境づくり

ここまで、【きょうだいの居場所をつくる】ことの重要性について述べたが、それでは、【きょうだいの居場所をつくる】ために、どのような環境を整える必要があるのだろうか。今回の調査では、看護師やCLS、保育士らが協力して支援している事例が多かった。看護師は、入院児の状態や、両親から得たきょうだいの情報を多職種間で共有するうえで重要な役割を担い、CLSは、きょうだいの発達段階に合わせた対応を行って、それを他の医療者にも共有した。そして、保育士による遊びを通した関わりは、きょうだいが安心できる環境づくりに一役買っているように見えた。ところで、今回収集したデータでは、医師が直接きょうだいと関わる場面を観察する機会はなかったが、面会以外の場で、医師が看護師やCLS、保育士ときょうだいの情報を共有して話し合う場面がしばしば見られ、医師が、安全に面会を行うために助言したり、きょうだいへの説明を買って出ることもあった。このように、異なる専門性をもつ多職種が連携できる環境は、入院児の状況に合わせて、より適切な方法できょうだいを支援できる可能性を高めるものである。

日本チャイルド・ライフ・スペシャリスト協会が公開しているデータによると、2022年5月時点で国内のCLSは49名で、35施設に勤務している[24]。2019年に報告された2つの研究では、PICUを有する27施設のうちCLSまたはホスピタル・プレイ・スペシャリスト（HPS：Hospital Play Specialist）[1]

---

■1　遊び（ホスピタル・プレイ）を用いて小児医療チームの一員として働く、英国で始まった専門職。医療環境を子どもにとって過ごしやすいものにし、子どもが医療との関わりを肯定的に捉えられるように支援する。2007年から日本国内での養成が開始されている（NPO法人 日本ホスピタル・プレイ協会, https://hps-japan.net/）。

がいる施設は41%で[25]、小児がんの子どもが入院する84施設では、CLSがいる施設が21.4%（18施設）、HPSがいる施設が9.5%（8施設）、保育士がいる施設が83.3%（70施設）にすぎず[26]、CLSやHPS、保育士などの専門職の配置拡充が望まれている。

　一方で、本研究で収集したデータの中で、複数の医療者が協力することで、両親や入院児への対応を行いながら、常に誰かがきょうだいと関わることのできる環境がつくられていたことにも注目したい。このような環境は、CLSや保育士との連携ができない場合にも、複数の看護師が協力することでつくられていた。入院児に面会するきょうだいに対して、CLSやHPS、保育士を含めた多職種で連携して関わることのできる施設ばかりではない現状ではあるが、少なくとも、きょうだいへの対応を両親だけに委ねるのではなく、複数の医療者が連携して対応することのできる環境の確保は重要であろう。

　また、きょうだいが過ごす「場所」に選択肢があることも重要である。PICUに限らず、入院している子どものきょうだいが、病院で利用することのできる環境について見てみると、欧米では、プレイルームやティーンルーム、ファミリールーム、きょうだい用の図書室、屋外スペースなどをもつ病院もあり[27-29]、米国とカナダでは、調査した109施設の小児病院のうち、75%にきょうだいが利用できるプレイルームがあったことが報告されている[30]。わが国では、両親が入院児と面会している間、待合室や外来などできょうだいを預かる活動を行っている施設があり[31]、近年では、専用の部屋やスペースを設けてきょうだいを預かる施設も見られるようになっている。しかし、2016年に小児がんの子ども入院する84施設で行われた調査では、きょうだいが待機できる専用の場所があったのは39.3%にすぎなかったという報告もあり[32]、きょうだいが過ごす場所を確保するための病院環境の改善は課題である。

　このような状況の中、本研究に協力した医療者たちは、面談室での遊びや、病院敷地内の散歩など、ベッドサイド以外の利用可能な環境も活用してきょうだいと関わっていた。きょうだいが入院児と面会することを目的と考えるならば、きょうだいが入院児から離れて過ごす状況は、一見、望ましく

ないように思えるかもしれない。しかし、入院児や両親から離れた場所での医療者とのやりとりの中で、きょうだいが、両親にも話していなかった気持ちを伝えたり、きょうだいなりのきっかけを得て、自分から入院児のもとへと行く場合もあったことを考えれば、病院という環境の中で、きょうだいが過ごせる場所や、過ごし方の選択肢を増やす工夫は重要である。

　さらにいえば、面会に来るということ自体についても、きょうだいが選択できることが必要であろう。日本国内のPICUの多くは15歳未満の面会が制限されており[33]、国内27施設のPICUを対象とした調査では、終末期にきょうだいの面会を許可していたのは23施設であったことが報告されている[34]。終末期でさえも面会することができないきょうだいが存在することも課題であるが、終末期に限って面会が許可されることで、きょうだいが、面会に行かざるを得ない状況に置かれる可能性にも注意する必要があるだろう。終末期に限らず、面会をきょうだいに対してより開かれたものとすることで、「行かない」という選択も保証されている状況のもとで、きょうだいの意思で面会が行われ、そのうえで、医療者がきょうだいと両親の状況を捉えて、適切に【きょうだいの居場所をつくる】ことが重要である。

──引用文献

1) Kleiber, C., Montgomery, L.A., Craft-Rosenberg, M. : Information needs of the siblings of critically ill children, Children's Health Care, 24(1), 47-60, 1995.
2) 堂前有香, 石川紀子, 藤岡寛, 他 : 入院中の子どものきょうだいのストレスの実態ときょうだい・家族が必要とする支援, 日本看護学会論文集 : 小児看護, 41, 184-187, 2011.
3) Craft, M.J., Wyatt, N., Sandell, B. : Behavior and feeling changes in siblings of hospitalized children, Clinical Pediatrics, 24(7), 374-378, 1985.
4) 新家一輝, 藤原千恵子 : 小児の入院と母親の付き添いが同胞に及ぼす影響 - 同胞の情緒と行動の問題の程度と属性・背景因子との関連性 -, 小児保健研究, 66(4), 561-567, 2007.
5) Gursky, B. : The effect of educational interventions with siblings of hospitalized children, Journal of developmental and behavioral pediatrics, 28(5), 392-398, 2007.
6) 西尾美和, 筒井真優美 : 患児の入院に対する同胞の気持ち, 日本看護学会集録, 第27回小児看護, 11-13, 1996.
7) 佐藤伊織, 上別府圭子 : 小児がんを持つ子どものきょうだいに対する「情報提供」と「情報共有」 - きょうだいへの説明に注目した文献レビュー -, 小児がん, 46(1), 31-38, 2009.
8) 前掲3)

9）前掲4）

10）Simon, K. : Perceived stress of nonhospitalized children during the hospitalization of a sibling, Journal of Pediatric Nursing, 8(5), 298-304, 1993.

11）Balluffi, A., Kassam-Adams, N., Kazak, A., et al. : Traumatic stress in parents of children admitted to the pediatric intensive care unit, Pediatric Critical Care Medicine, 5(6), 547-553, 2004.

12）Colville, G., Pierce, C. : Patterns of post-traumatic stress symptoms in families after paediatric intensive care, Intensive Care Medicine, 38(9), 1523-1531, 2012.

13）Stremler, R., Haddad, S., Pullenayegum, E. et al. : Psychological outcomes in parents of critically ill hospitalized children, Journal of Pediatric Nursing, 34, 36-43, 2017.

14）西名諒平, 岩田真幸, 増田真也, 他：小児集中治療室入室児の両親の不安・抑うつ・PTSDの実態と経時的変化, 小児保健研究, 79(2), 140-151, 2020.

15）Colville, G., Cream, P. : Post-traumatic growth in parents after a child's admission to intensive care : Maybe Nietzsche was right?, Intensive Care Medicine, 35(9), 919-923, 2009.

16）Rodriguez-Rey, R., Alonso-Tapia, J. : Relation between parental psychopathology and posttraumatic growth after a child's admission to intensive care : Two faces of the same coin?, Intensive Critical Care Nursing, 43, 156-161, 2017.

17）Stephenson, E., DeLongis, A., Steele, R., et al. : Siblings of children with a complex chronic health condition : Maternal posttraumatic growth as a predictor of changes in child behavior problems, Journal of Pediatric Psychology, 42(1), 104-113, 2017.

18）Ballard, J.L., Maloney, M., Shank, M., et al. : Sibling visits to a newborn intensive care unit : implications for siblings, parents, and infants, Child Psychiatry and Human Development, 14(4), 203-214, 1984.

19）平田研人, 前田貴彦：急性疾患で入院中の患児ときょうだいとの面会が母親にもたらす効果, 日本小児看護学会誌, 26, 59-64, 2017.

20）Walker, C.L. : Sibling bereavement and grief responses, Journal of Pediatric Nursing, 8(5), 325-334, 1993.

21）Shonkwiler, M.A. : Sibling visits in the pediatric intensive care unit, Critical Care Quarterly, 8(1), 67-72, 1985.

22）Havermans, T., Eiser, C. : Siblings of a child with cancer, Child : Care, health and development, 20(5), 309-322, 1994.

23）橋本美亜, 藤田あけみ：小児がん患児のきょうだいへの母親のかかわり - きょうだいと母親の思いとの関連 -, 保健科学研究, 8(2), 35-44, 2018.

24）チャイルド・ライフ・スペシャリスト協会HP：CLS勤務一覧, https://childlifespecialist.jp/?page_id=917. （検索日：2022年10月）

25）Seino, Y., Kurosawa, H., Shima, Y., et al. : End-of-life care in pediatric intensive care unit : Survey in Japan, Pediatrics International, 61(9), 859-864, 2019.

26）竹内幸江, 内田雅代, 白井史, 他（2019）：小児がんの子どもの入院環境10年前の調査との比較, 小児がん看護, 14(1), 40-48, 2019.

27）Levick, J., Quinn, M., Holder, A, et al. : Support for siblings of NICU patients : An interdisciplinary approach, Social Work in Health Care, 49(10), 919-933, 2010.

28) Newton, A.S., Wolgemuth, A., Gallivan, J., et al. : Providing support to siblings of hospitalised children, Journal of Pediatrics and Child Health, 46(3), 72-75, 2010.
29) Flacking, R., Breili, C., Eriksson, M. : Facilities for presence and provision of support to parents and significant others in neonatal units, Acta pediatrica, 108(12), 2186-2191, 2019.
30) 前掲28)
31) 石川紀子，西野郁子，堂前有香，他：小児医療専門施設におけるきょうだい支援の現状，小児保健研究，71(2)，289-293, 2012.
32) 前掲26)
33) 前掲14)
34) 前掲25)

# きょうだいを主役にする

小児集中治療室入院児と面会するきょうだいへの働きかけ

第Ⅱ章、第Ⅲ章では、小児集中治療室（PICU：Pediatric Intensive Care Unit）に入院した子どもにきょうだいが面会する場で、医療者が、きょうだいをどう支援しているのかについて述べた。繰り返しになるが、医療者が【きょうだいの居場所をつくり】ながら、きょうだいと両親の双方を捉えて働きかけることで、《両親ときょうだいとが闘病体験を共有》することができれば、面会の場で、《きょうだいを含めた家族の時間》をもつことができたわけである。それでは、PICU入院児と面会する体験を通して、きょうだいにはどのような変化が生じているのだろうか。

　本章では、PICU入院児との面会の場で、きょうだいに対して行われた医療者と両親からの働きかけと、それによってきょうだいに生じた変化について検討した結果を述べる。本章で示す結果も、第Ⅱ章と同様にグラウンデッド・セオリー・アプローチ（GTA：Grounded Theory Approach）を用いて検討したものである。

　PICU入院児との面会を通してきょうだいに生じた変化を把握するために、観察に協力していただいた8組の家族のうち、5名の母親と2組の両親、計9名にインタビューを行った。観察日以降に両親の同意を得たうえで、観察した面会場面に基づいて、面会の場できょうだいの様子をどのように感じたか、きょうだいに対する言動の意図や理由、面会を行った経緯や、面会前後のきょうだいの様子についての情報を得た。そして、第Ⅱ章で用いた15場面の観察データ[■1]と、両親へのインタビューデータを分析によって統合した[■2]。観察協力者の概要を**表1**に、インタビュー協力者と両親から見た面会前のきょうだいの様子を**表2**に示す。なお、各事例は、入院児の氏名とは関係のないアルファベットで表記した。

　観察と両親へのインタビューによって収集したデータを分析した結果、

---

[■1]　第Ⅱ章で示したとおり、観察は、2施設のPICUで、8組の家族に協力していただき、合計で15場面の観察を行った。観察の場できょうだいと関わった医療者は、看護師、Child Life Specialist（CLS）、保育士であった。
[■2]　1つのデータからは複数の現象を把握することが可能である。[1)] 本章で示す結果は、第Ⅱ章で用いた15場面の観察データと、両親へのインタビューデータを分析することによって把握した現象であり、第Ⅱ章で示した【きょうだいの居場所をつくる】とは異なる現象である。

**表1　観察協力者の概要（p.25の表1を再掲）**

| 面会したきょうだい | 入院児 | 観察時の状況 | | 環境 |
| | | 年 齢 | 入院児の状況 | |
|---|---|---|---|---|
| 兄（3歳）・兄（5歳） | Aちゃん（女児） | 1歳 | 入室26日目・術後12日目 | オープンフロア |
| 姉（4歳） | Bちゃん（女児） | 8か月 | 入室6か月・術後16日目 | |
| 兄（6歳） | Cちゃん（女児） | 2歳 | 入室10日目・内科的治療中・人工呼吸器使用中 | |
| 兄（9歳）・兄（11歳） | Dくん（男児） | 2歳 | 入室88日目・術後5日目 | |
| 姉（2歳） | Eちゃん（女児） | 日齢29日 | 入室17日目・術後12日目・人工呼吸器使用中 | |
| | | 2か月 | 入室77日目・手術前・人工呼吸器使用中 | |
| | | 3か月 | 入室101日目・内科的治療中・人工呼吸器使用中 | |
| | | 4か月 | 入室113日目・終末期・人工呼吸器使用中 | 個室 |
| 兄（3歳）・姉（7歳） | Fちゃん（女児） | 11か月 | 入室1か月・手術前・人工呼吸器使用中 | |
| 兄（3歳） | Gちゃん（女児） | 1歳 | 入室7日目・終末期・人工呼吸器使用中 | |
| | | 1歳 | 入室7日目・終末期・人工呼吸器使用中 | |
| | | 1歳 | 入室12日目・終末期・人工呼吸器使用中 | |
| | | 1歳 | 入室12日目・終末期・人工呼吸器使用中 | |
| 兄（6歳） | Hくん（男児） | 4歳 | 入室19日目・終末期・人工呼吸器使用中 | |
| | | 4歳 | 入室19日目・終末期・人工呼吸器使用中 | |

**表2　インタビュー協力者と両親から見た面会前のきょうだいの様子**

| インタビュー協力者 | 面会したきょうだい | 入院児 | 両親から見た面会前のきょうだいの様子 |
|---|---|---|---|
| なし | 兄（3歳）<br>兄（5歳） | Aちゃん<br>1歳・女児 | 入院児に会いたがっているが、心配しているという感じではない。入院児の状態はよく理解できていないと思う。 |
| 母親 | 姉（4歳） | Bちゃん<br>8か月・女児 | 入院児に会いたがっているが、心配しているという感じではない。入院児の状態はよく理解できていないと思う。 |
| 両親 | 兄（6歳） | Cちゃん<br>2歳・女児 | 入院児に会いたがっている。<br>急に入院した妹のことをとても心配している。 |
| 母親 | 兄（9歳）<br>兄（11歳） | Dくん<br>2歳・男児 | 会いたいと言うことはないが、頻繁に入院児の様子を質問し、入院のことを気にかけている。 |
| 母親 | 姉（2歳） | Eちゃん<br>1か月・女児 | 入院児は生後から入院を続けているため、入院児と生活したことがない。入院児の写真を見せても関心を示さず、妹の存在をわかっていないと感じる。 |
| 母親 | 兄（3歳）<br>姉（7歳） | Fちゃん<br>11か月・女児 | 入院児は入退院を繰り返しており、入院児と生活した時間が少ない。入院児のことを忘れてしまっているように感じることがある。 |
| 両親 | 兄（3歳） | Gちゃん<br>1歳・女児 | 兄なりに入院児が大変な状況であることを感じている。祖父母に預けられて寂しい思いをしている。 |
| 母親 | 兄（6歳） | Hくん<br>4歳・男児 | 入院児を話題にすることが増え、入院児がいないことを寂しがっている。普段より自分（母親）に甘えるようになった。 |

・Aちゃんは、観察日以降に状態が悪化したため、インタビューの依頼を控えた。
　面会前のきょうだいの様子についてのみ、観察の依頼時に母親から情報を得た。

【きょうだいを主役にする】という現象[3]が明らかになった。以下、【きょうだいを主役にする】という現象について、〈1〉入院児と面会するきょうだい

---

　本書で示すのは、以下の論文公開後に新たに収集した6場面の観察データと、両親1組、母親1名のインタビューデータを追加し、さらに検討を加えた結果である。（西名諒平，戈木クレイグヒル滋子：きょうだいを主役にする-小児集中治療室入院児と面会するきょうだいへの働きかけ，日本看護科学学会誌, 37, 244-253, 2017.）

66　第Ⅳ章　きょうだいを主役にする 小児集中治療室入院児と面会するきょうだいへの働きかけ

ご購読ありがとうございます。今後の企画の参考にさせていただきますので、お手数ですが、
ご記入の上、ご投函ください。抽選で毎月 QUO カードを進呈いたします。
個人情報につきましては厳重かつ適正に管理いたします。

| ご住所(自宅・勤務先)　〒 | TEL : | |
|---|---|---|
| **お名前**(フリガナ) | | 歳 |
| ご勤務先・学校名 | | 部署 |

●ご職業

| 学生 | (　　　)年生　□大学院　□大学　□短大　□専門学校　□高等学校 |
|---|---|
| 教員 | 職歴(　　　)年　□大学　□短大　□専門学校　□高等学校　□その他 |
| 臨床 | 職歴(　　　)年　□部長　□師長　□主任／副師長　□スタッフ |
| 訪問看護師 | 職歴(　　　)年　□所長　□管理職　□スタッフ |
| 資格 | □専門看護師(分野:　　　　　　　)　□認定看護師(分野:　　　　　　) |
| 購入書籍の<br>タイトル | (　　　　巻) |

●メールインフォメーション会員募集
　新刊、オンライン研修などの最新情報や、好評書籍の
　プレゼント情報をいち早くメールでお届けします。

メールアドレスのご登録は
1 分で完了

●本書を何でお知りになりましたか？　該当するものに☑をつけてください。

| ネット書店 | □Amazon　□楽天ブックス　□その他（　　　　　　　　　） |
| --- | --- |
| 書店店頭 | □書店名（　　　　　　　　　　　　　　　　　　　　　　　） |
| ホームページ | □日本看護協会出版会ホームページ<br>□編集部のページ by 日本看護協会出版会 |
| 月刊誌広告 | □「看護」（公益社団法人日本看護協会 機関誌）<br>□「コミュニティケア」（訪問看護、介護・福祉施設のケアに携わる人へ） |
| パンフ・チラシ | □教科書副読本案内　□継続教育図書案内　□本書チラシ |
| メールマガジン | □日本看護協会出版会 メールインフォメーション |
| ＳＮＳ | □弊社Twitter(営業部・書籍編集部・看護・コミュニティケア)<br>□弊社YouTube　　　　　　□その他（　　　　　　　　） |
| その他 | □勤務先　□学校　□知人　□学会展示　□その他 |

●本書をどこでお求めになりましたか？　該当するものに☑をつけてください。

| ネット書店 | □Amazon　□楽天ブックス　□その他（　　　　　　　　　） |
| --- | --- |
| 書店 | □書店店頭（書店名　　　　　　　　　　　　　　　　　　　）<br>□書店外商（書店名　　　　　　　　　　　　　　　　　　　） |
| ホームページ | □日本看護協会出版会ホームページ |

●本書はご期待に応える内容でしたか？　理由も教えてください。

　□期待以上　□期待どおり　□まあまあ　□期待外れ
　その理由（　　　　　　　　　　　　　　　　　　　　　　　　　　）

●本書についてのご意見・ご感想をお聞かせください。

●業務での困りごとや関心のある看護テーマについてお聞かせください。

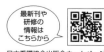

最新刊や
研修の
情報は
こちらから

日本看護協会出版会ホームページ

への働きかけときょうだいに生じる変化、〈2〉【きょうだいを主役にする】という現象を構成するカテゴリー、の順に説明する。

## 1 ── 入院児と面会するきょうだいへの働きかけときょうだいに生じる変化

【きょうだいを主役にする】という現象が示すのは、《きょうだいをつなげたいという両親の思い》という状況から、PICU入院児と面会するきょうだいに対する、医療者と両親による【きょうだいを主役にする】を中心とした働きかけを通して、《入院児を身近に感じている様子のきょうだい》という帰結に至る、または、そこへ至ることができずに、《入院児を身近に感じていない様子のきょうだい》という帰結に至るプロセスである（図1）。第Ⅱ章と同様に、この図はデータから抽出したカテゴリー（概念）を関連づけて現象を表したもので、カテゴリー同士を関連づけるのは、それぞれのカテゴリーを構成する、プロパティ（視点）とディメンション（プロパティから見た時の位置づけ）という、カテゴリーよりも抽象度の低い概念である。現象の中心となるカテゴリーを【　】で、その他のカテゴリーを《　》で示した。

　【きょうだいを主役にする】という現象は、【きょうだいを主役にする】《きょうだいをつなげたいという両親の思い》《きょうだいの面会に伴う両親の心配》《医療者による面会の場の整え》《入院児との関わりの促し》《きょうだいの緊張》《きょうだいが過ごしやすい環境づくり》《きょうだいが入院児と関わろうとする意欲》《入院児への関心につなげる関わり》《きょうだいの入院児への関わり》《入院児に触れるきっかけづくり》《入院児を身近に感じている様子のきょうだい》《入院児を身近に感じていない様子のきょうだい》という13のカテゴリーの関連づけによって形づくられている。

　以下、【きょうだいを主役にする】という現象が示す主要なプロセスについて、1.《入院児を身近に感じている様子のきょうだい》に至るプロセス、2.《入院児を身近に感じていない様子のきょうだい》に至るプロセス、の順に説明する。

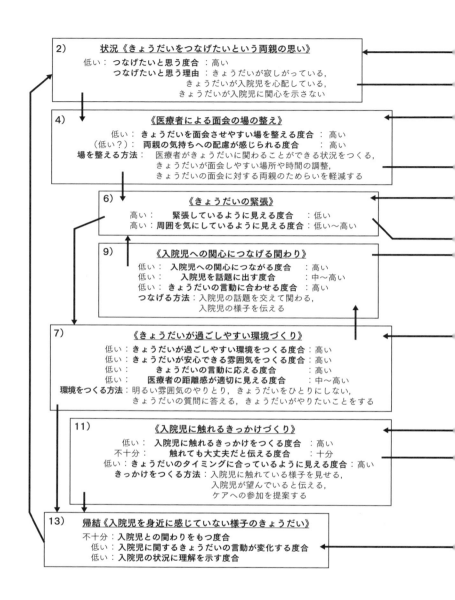

**図1 【きょうだいを主役にする】という現象に関するカテゴリー関連図**

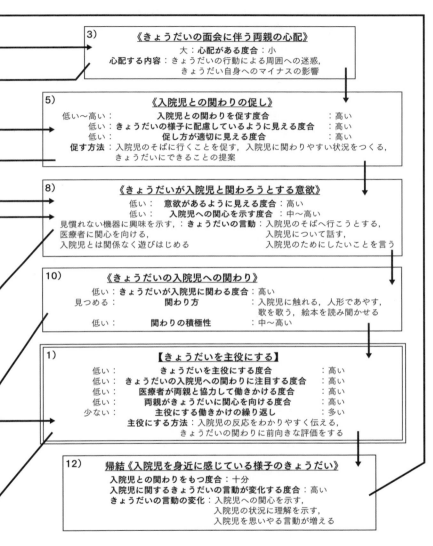

3) 《きょうだいの面会に伴う両親の心配》
　　　　　　　大：心配がある度合：小
　　　心配する内容：きょうだいの行動による周囲への迷惑，
　　　　　　　　　　　きょうだい自身へのマイナスの影響

5) 《入院児との関わりの促し》
　低い～高い：　　　　入院児との関わりを促す度合　　　　　：高い
　　　低い：きょうだいの様子に配慮しているように見える度合：高い
　　　低い：　　　　促し方が適切に見える度合　　　　　　　：高い
　促す方法：入院児のそばに行くことを促す，入院児に関わりやすい状況をつくる，
　　　　　　きょうだいにできることの提案

8) 《きょうだいが入院児と関わろうとする意欲》
　　　低い：　意欲があるように見える度合：高い
　　　低い：　入院児への関心を示す度合：中～高い
　見慣れない機器に興味を示す，：きょうだいの言動：入院児のそばへ行こうとする，
　医療者に関心を向ける，　　　　　　　　　　　　　　入院児について話す，
　入院児とは関係なく遊びはじめる　　　　　　　　　　入院児のためにしたいことを言う

10) 《きょうだいの入院児への関わり》
　　　低い：きょうだいが入院児に関わる度合：高い
　見つめる：　　　　関わり方　　　　　　　：入院児に触れる，人形であやす，
　　　　　　　　　　　　　　　　　　　　　　歌を歌う，絵本を読み聞かせる
　　　低い：　　関わりの積極性　　　　　　：中～高い

1) 【きょうだいを主役にする】
　　　低い：　　　　　きょうだいを主役にする度合　　　　　：高い
　　　低い：　きょうだいの入院児への関わりに注目する度合　：高い
　　　低い：　医療者が両親と協力して働きかける度合　　　　：高い
　　　低い：　両親がきょうだいに関心を向ける度合　　　　　：高い
　　少ない：　　　主役にする働きかけの繰り返し　　　　　　：多い
　主役にする方法：入院児の反応をわかりやすく伝える，
　　　　　　　　　きょうだいの関わりに前向きな評価をする

12) 帰結《入院児を身近に感じている様子のきょうだい》
　　　入院児との関わりをもつ度合：十分
　　　入院児に関するきょうだいの言動が変化する度合：高い
　　　きょうだいの言動の変化：入院児への関心を示す，
　　　　　　　　　　　　　　　入院児の状況に理解を示す，
　　　　　　　　　　　　　　　入院児を思いやる言動が増える

＊四角内にはカテゴリー名と，カテゴリー同士が関連する条件を示した。左上の番号は、IV-〈2〉で示
　す各カテゴリーの説明と対応している。
＊「状況」からさまざまな「行為／相互行為」を経て異なる「帰結」へと至るプロセスを示している。
＊異なる「帰結」に至るプロセスは、次に「状況」から始まる新たなプロセスに影響を及ぼす。図は、
　さまざまなプロセスを経て循環する現象を表している。

## 1.《入院児を身近に感じている様子のきょうだい》に至るプロセス

　PICU に入院している子どもときょうだいの面会に立ち会う両親は、きょうだいが寂しがっていたり、入院児のことを心配していることや、逆に、一緒に生活していないことできょうだいが入院児に関心を示していないように感じるといった理由から、PICU 入院児と《きょうだいをつなげたいという思い》を抱いていた。そして、きょうだいをつなげたいと思う度合が高く、《きょうだいの面会に伴う両親の心配》が小さければ、医療者と両親は、面会するきょうだいに、《入院児との関わりの促し》を行った。

　一方で、両親が、入院児への負担を避けたいという思いから、きょうだいが入院児に顔を見せる程度の面会を望み、《きょうだいをつなげたいという思い》の度合が低いことや、《きょうだいをつなげたいという思い》をもちながらも、《きょうだいの面会に伴う心配》が大きいこともあった。そのような場合には、《医療者による面会の場の整え》が必要であった。医療者は、医療者がきょうだいに関わることができる状況を整えることや、きょうだいが面会しやすい場所や時間を調整したり、きょうだいの面会に対する両親のためらいを軽減することで面会の場を整え、《入院児との関わりの促し》につなげようとした。

　医療者や両親が、きょうだいの様子に配慮しながら《入院児との関わりを促し》《きょうだいが入院児と関わろうとする意欲》があるように見えて、《きょうだいが入院児への関わり》をもつことができた場合には、医療者と両親は、【きょうだいを主役にする】という働きかけを行った。入院児への関わりをもつきょうだいに対して、きょうだいの入院児への関わりに注目して、医療者と両親が協力して働きかけ、両親がきょうだいに関心を向けて、きょうだいの関わりに対する入院児の反応をわかりやすく伝える、きょうだいの関わりに前向きな評価をするといったことを繰り返すなかで、きょうだいがその場の中心となるような状況がつくられていた。その結果、きょうだいは、積極的に入院児との関わりをもち、面会後にも、入院児に関心をより示すようになり、入院児の状況に理解を示す言動や入院児を思いやる言動が増えるといった、《入院児を身近に感じている様子のきょうだい》という変化が生じていた。

なお、《きょうだいに入院児と関わろうとする意欲》が見られても、きょうだいが入院児を見つめるだけで、積極的に《入院児への関わり》をもつことができない場合には、医療者や両親は、《入院児に触れるきっかけづくり》を行い、きょうだいが入院児に触れる機会をつくることで【きょうだいを主役にする】という働きかけにつなげていた。くわえて、ここまでに示したプロセスの中で、《医療者による面会の場の整え》や《入院児との関わりの促し》が適切に行われない場合には、面会する《きょうだいの緊張》に合わせて対応する必要性が生じた。

　《きょうだいの緊張》の度合が低く、かつ《きょうだいが入院児と関わろうとする意欲》が高ければ、《きょうだいが過ごしやすい環境づくり》を行う必要はなかったが、《きょうだいの緊張》の度合が高かったり、《きょうだいの緊張》の度合が低くても、例えば、入院児よりも見慣れない周囲の環境に興味を示して、《入院児と関わろうとする意欲》が低い場合には、医療者や両親が、《きょうだいが過ごしやすい環境づくり》を行う必要があった。医療者や両親は、《きょうだいが過ごしやすい環境をつくり》ながら、《入院児への関心につなげる関わり》をもつことで、《きょうだいが入院児と関わろうとする意欲》につなげようとした。そして、《きょうだいが入院児と関わろうとする意欲》を示せば、《きょうだいの入院児への関わり》に合わせて、必要であれば、《入院児に触れるきっかけづくり》を行ったうえで、【きょうだいを主役にする】ように働きかけていた。

## 2.《入院児を身近に感じていない様子のきょうだい》に至るプロセス

　ここまでに示した一連のプロセスの中で、《きょうだいの緊張》の度合が高い、または、《きょうだいが入院児と関わろうとする意欲》の度合が低い場合に、《きょうだいが過ごしやすい環境づくり》が適切に行われないと、《入院を身近に感じていない様子のきょうだい》という帰結に至っていた。くわえて、《きょうだいが入院児と関わろうとする意欲》を示す場合でも、《きょうだいが入院児への関わり》をもつものの、例えば、両親の関心がきょうだいに向けられておらず、【きょうだいを主役にする】という働きかけが適切に行われない場合、あるいは、《入院児への関わり》を積極的にもつことができな

いきょうだいに対して、《入院児に触れるきっかけづくり》が適切に行われない場合には、《入院児を身近に感じていない様子のきょうだい》という帰結に至っていた。

　以上の2つの異なる帰結に至るプロセスは、状況である《きょうだいをつなげたいという両親の思い》に影響を及ぼし、それを起点として次の新たなプロセスが生じていた。

◀ 2 ▶ ── 【きょうだいを主役にする】という現象を構成するカテゴリー

　ここまで、【きょうだいを主役にする】という現象について、《きょうだいをつなげたいという両親の思い》という状況から、《入院児を身近に感じている様子のきょうだい》と《入院児を身近に感じていない様子のきょうだい》という2つの帰結に至るプロセスを紹介してきた。ここからは、PICU入院児と面会するきょうだいに対して、医療者と両親が行った働きかけと、きょうだいに生じた変化について、実際のデータを用いながら説明する[4]。まず、現象の中心となるカテゴリーである【きょうだいを主役にする】というカテゴリーについて説明したうえで、その他のカテゴリーについても説明する。

### 1. きょうだいを主役にする

　【きょうだいを主役にする】とは、PICU入院児との面会の場で、入院児への関わりをもつきょうだいに対して、医療者と両親が、きょうだいの入院児への関わりに注目して、きょうだいに入院児の反応をわかりやすく伝えたり、きょうだいの関わりに前向きな評価をすることで、きょうだいをその場の主役にするという働きかけである。

　以下は、2歳のDくんに、9歳と11歳の兄たちが両親と一緒に面会したと

---

[4] 観察データは主要な部分を要約し、インタビューデータは基本的に元データのまま引用し、一部、文脈や意味が変わらない範囲で修正している。

きの一場面である。Ｄくんは状態が悪く、起き上がることができない状況であったが、人工呼吸器は使用しておらず、ぬいぐるみを使ってあやす兄たちの関わりに対して、手足をバタバタと動かしながら声を出して笑うというような反応が見られていた。

> **16：53** 母親が、兄たちと声を出して笑いながら関わっているＤくん（入院児）を見ながら、「全然表情が違う！」と言い、「よかったね〜」とＤくんに声をかける。母親が、「（普段と）全然違うね〜。きっと気持ちが紛れるんだろうね〜」と父親と兄たちに声をかけると、父親は笑顔で頷きながらＤくんと兄たちの様子を見つめる。(中略)
>
> **17：03** 2人の看護師が、「Ｄくん、楽しそうですね〜」と両親に声をかけると、母親は、「はい。ほんとに〜」と笑顔で答える。続けて、看護師たちが、「やっぱりお兄ちゃんたち来ると違うね〜」「きょうだいの力だね〜」と兄たちに声をかけると、兄たちは看護師のほうを振り返り、兄同士で顔を見合わせてクスクスと笑って、再びＤくんに笑顔で関わり続けている。

[Ｄくん（2歳）と兄（9歳、11歳）の面会場面]

　Ｄくんに、ぬいぐるみであやして関わる兄たちに対して、母親はＤくんの反応が自分だけで面会している時と違うことを伝え、兄たちの関わりがＤくんの気分転換になっていると、兄たちの関わりに前向きな評価をした。父親も笑顔で母親の言葉に頷き、両親が一緒に兄たちに注目して関わっていた。くわえて、2人の看護師が、Ｄくんが楽しそうに見えることを伝え、それを「きょうだいの力」と評価することで、両親と看護師の注目が兄たちに集まり、兄たちがその場の中心となっていた。

　Ｄくんの場合には、きょうだいの関わりに対する反応がわかりやすいものであったが、PICUでは、新生児であったり、鎮静薬が使用されているために入院児からの反応がわかりにくい場合も多い。そのような場合でも、医療者と両親は、きょうだいの関わりに対する入院児のわずかな反応をきょうだいにわかりやすく解説し、きょうだいの関わりに前向きな評価をして、きょうだいに働きかけていた。以下は、鎮静薬を使用中であったために反応が少

なかったＡちゃん（1歳）に、2人の兄（3歳、5歳）が面会した場面である。

> **16：50** 兄たちがＡちゃん（入院児）の手に触れた後、小さく手を動かしているＡちゃんの様子を見て、父親が「あ〜、ほら！握手してって（Ａちゃんが）言ってるよ〜」と兄たちに声をかけ、兄たちは、笑顔でＡちゃんの顔や手に何度も触れている。
> 　兄たちが、Ａちゃんに歌を歌い始めると、母親は、Ａちゃんの顔を覗きこみながら、「うわぁ〜、上手〜！」と言って、笑顔で兄たちの顔を見る。Ａちゃんが表情を変えると（観察者からは読み取れない程度の変化）、母親は「あ、（Ａちゃんが）嬉しそうだ。嬉しそうな顔した！」と兄たちと父親に声をかけ、父親もそれに続けて、「嬉しそうだね！ちょっと喜んでるね〜」と言い、笑顔でＡちゃんと兄たちの顔を見る。兄たちは、笑顔でＡちゃんに関わり続けている。
> （中略）
> **17：00** 兄たちが歌を歌い終えたところで、2人の看護師がベッドサイドへ歩み寄り、「お歌上手だね〜」「おうちで練習したの〜？」と兄たちに声をかけると、5歳の兄は笑顔で看護師たちのほうを向き、「保育園でね〜。歌ったんだよ〜」と答え、3歳の兄も笑顔で看護師たちのほうに顔を向けている。両親は、「フフフ」と笑いながら、兄たちと看護師の様子を見つめる。兄たちは、再びＡちゃんのほうを向くと、2人で歌を歌い始め、積極的にＡちゃんに関わり続けている。
>
> [Ａちゃん（1歳）と兄（3歳、5歳）の面会場面]

　Ａちゃんの場合には、治療のために安静が必要であり、鎮静薬が使用されていたために、兄たちの関わりに対する反応はほとんど見られなかった。しかし、両親は、2人の兄たちがＡちゃんの手に触れたり、Ａちゃんのために歌を歌うなどの関わりをもつ度に、「ほら！握手してって言ってるよ〜」「嬉しそうだ。嬉しそうな顔した！」と、Ａちゃんのわずかな反応を捉えて、わかりやすく伝えようとしていた。そして、両親に続いて看護師が、「お歌上手だね〜」「おうちで練習してきたの〜？」と、兄たちに関心を向けて声をかけることで、兄たちがその場の主役のようになり、兄たちが、楽しそうに、

競い合ってＡちゃんに関わり続ける状況がつくられていた。

　ここまでに紹介した事例では、両親が中心となってきょうだいに働きかけていたが、医療者が中心となって【きょうだいを主役にする】という働きかけを行うこともあった。医療者が中心となって働きかける場合でも、両親が笑顔でその様子を見守っていた場面では、きょうだいは笑顔で医療者に応えて、両親のほうを笑顔で振り返りながら入院児に関わり続けていた。しかし、医療者がきょうだいに働きかけた時に、両親の関心がきょうだいに向いていなかった場面では、きょうだいはすぐに気が逸れて、関わりをやめてしまっていた。たとえ見守るだけであっても、両親が【きょうだいを主役にする】という働きかけに参加していることは重要であった。

## 2. きょうだいをつなげたいという両親の思い

　PICUに子どもが入院した両親は、面会の制限によってきょうだいが入院児と会えない状況の中で、きょうだいの様子が気がかりで、入院児ときょうだいをつなげたいという思いを抱くことがあった。例えば、食中毒に伴う急激な全身状態の悪化で緊急入院となったＣちゃん（2歳）の母親は、6歳の兄を面会させたいと考えた理由について以下のように話した。

> 　（兄がＣちゃんに）急に会えない日々が続いてたんで、やっぱ（Ｃちゃんが入院した）はじめの頃は（兄に）寂しいって気持ちがすごいあったんで、うん。（中略）一番ひどい時は、「Ｃちゃん死んじゃうんじゃないかと思った」って言うくらい、やっぱ心配してたんで。急に会えなくなっちゃったから、会いたい会いたいって言ってたんで。

[Ｃちゃん（2歳）と兄（6歳）の母親]

　この母親は、兄が、急に会えなくなってしまったＣちゃんのことを心配し、「死んじゃうんじゃないか」と、不安な気持ちを表出する様子を見て、Ｃちゃんと兄をつなげたいと考えていた。

　一方で、PICUに入院する子どもの中には、先天性疾患で、産まれてからそのまま入院し続けている子どもや、入退院を繰り返し、自宅より病院にい

る期間のほうが長い子どもも少なくない。そのような場合、両親は、Cちゃんの母親とは異なる理由から、きょうだいをつなげたいと考えていた。例えば、先天性疾患によって産まれてすぐにPICUに入院したEちゃん（1か月）の母親は、2歳の姉に、日頃からEちゃんの写真を見せたり、Eちゃんの様子を話して伝えるようにしていた。しかし、Eちゃんに一度も会ったことがない姉は、「Eちゃんっていう言葉が飛んでるような感じで、全然その写真には見向きもしないっていうか」という様子であったという。Eちゃんの母親は、姉を面会させたいと考えた理由について、以下のように話した。

　　一度も（姉とEちゃんが）会ったことがなかったので、ずっと心の中にどういうふうに、こう上の子と下の子をどういうふうにつなげて、接点をもっていけばいいかなぁって、ずっと思っていたところがあって。上の子にとっては会ったことがないから、やっぱり写真だけだと「Eちゃん」っていうものが何なのかわかってなくて。だから、もし会えるんだったら、生身のEちゃんに会わせてあげたいなっていう気持ちはあったんです。

[Eちゃん（1か月）と姉（2歳）の母親]

　ここまでに紹介した2人の母親は、きょうだいのことを心配する気持ちから、きょうだいを入院児とつなげたいと考えていた。しかし、両親の中には、入院児への負担を避けたいという思いから、きょうだいが積極的に入院児と関わることを望まない両親もいた。

### 3. きょうだいの面会に伴う両親の心配

　PICUに入院した子どもの両親の中には、《きょうだいをつなげたいという思い》を抱きながらも、《きょうだいの面会に伴う心配》が大きく、きょうだいを会わせることをためらう両親もいた。PICUできょうだいを入院児と面会させることに伴う心配には、主に次に挙げる2つの理由があった。

　1つ目は、きょうだいの行動によって周囲に迷惑をかけることである。例えば、Eちゃんの母親は、2歳の姉について、「もしかしたら騒ぐかもしれないし、大騒ぎするとご迷惑になるし」という心配をしていたと話し、Fちゃ

んの母親も、3歳の兄と7歳の姉が、「静かにしてられるかなぁって、そっちのほうが心配で。騒いじゃったら、他の赤ちゃんとかもいるから」と、他の子どもに迷惑をかけることを気にかけていた。

　今回調査を行った2つのPICUは、きょうだいの面会を個室に入院している子どもに限定しておらず、観察した15場面のうち7場面がオープンフロア病床での面会であった。いずれの病床であっても、必要に応じて柔軟にきょうだいの面会が行われていた一方で、両親は周囲に迷惑をかけることを心配していた。

　2つ目は、面会するきょうだいがショックを受け、きょうだいにマイナスの影響があるのではないかという心配であった。Gちゃん（1歳）は終末期と判断され、3歳の兄にも自由な面会が認められていた。既に数回の面会を兄と一緒に行っていた母親は、面会中の兄の様子について次のように話した。

> 　1日1日、（兄が）感じてきてるものはあると思うんですよね。でも、やっぱりストレスのほうが本当に大きくて。本当、ここに（面会に）来る度に（兄が）尋常じゃない汗をかいて、ビショビショになるぐらい、垂れるぐらいの汗をすごくかいて。（中略）たぶんG（入院児）の状況がショックというか、たぶんストレスっていうか、認めたくない、悔しいっていう気持ちが強くてなんだと思うんですけど。
>
> [Gちゃん（1歳）と兄（3歳）の母親]

　Gちゃんの両親は、Gちゃんが終末期であることを兄には伝えられずにいたが、面会時や普段の兄の言動から、兄なりに、Gちゃんの状況を感じ取っていると考えていた。両親は、兄も一緒にGちゃんとの残された時間を過ごしてほしいという思いを抱きながらも、面会に来ることが兄の負担となり、精神的にマイナスの影響を及ぼすことを心配していた。

　このように、きょうだいへの負担を心配する両親がいる一方で、Eちゃんの母親は、2歳の姉にEちゃんの状態を見せることについて、「それはそんなには心配しなかったです。たぶんそこまで本人（姉）がわかってないと思うし」と話し、Fちゃんの母親は、7歳の姉について、「死んじゃう（可能性がある）っていうのが多分まだわかってないから、ああいう入ってる（挿管されて

いる■5）っていうのも、『あっ、そう』くらい」と話した。このように、きょう
だいが入院児の重症さを理解できないと考える場合には、きょうだいへのマ
イナスの影響に関する心配は小さかった。

## 4. 医療者による面会の場の整え

《医療者による面会の場の整え》とは、医療者が、両親の気持ちに配慮しな
がら、医療者がきょうだいに関わることができる状況をつくることや、きょ
うだいが面会しやすい場所や時間を調整したり、きょうだいの面会に対する
両親のためらいを軽減することで、きょうだいが入院児と面会する場を整え
る働きかけである。

例えば、先に紹介したＧちゃん（1歳）の両親は、Ｇちゃんと面会する時に
汗をかき、普段もイライラしているような言動が増えた3歳の兄の様子を見
て、面会が兄のストレスになっているのではないかと心配していた。医療者
たちは、前もって兄が面会する予定を共有し、両親と一緒に兄と関わるこ
とができる状況をつくり、両親が安心して兄を面会させることができる場
を整えた。Ｇちゃんの母親は、「保育士さんとかスペシャリスト（Child Life
Specialist）とか、子どものケアをしてくれる方に入っていただいたおかげで、
ちょっとずつ、1日1日ですけど、改善っていうか、Ｇちゃんの状況を（兄が）
受け入れてるのかなぁって」と話し、兄の様子に目配りしながらも、兄とＧ
ちゃんとの面会を続けた。

また、《医療者による面会の場の整え》では、きょうだいが面会している
場だけでなく、きょうだいが面会していない時に、医療者のほうから両親に
きょうだいの様子やきょうだいに関する心配事を聞き、両親の気持ちに配慮
して、きょうだいが入院児に面会することへの両親のためらいを軽減するこ
とも行われていた。以下は、7歳の姉が入院したＦちゃんに会いたがってい
たものの、きょうだいの面会が認められるということは、Ｆちゃんの予後が
悪い証になってしまうのではないかと考え、姉の面会について言い出せずに
いた母親の語りである。

---

■5　Ｆちゃんは人工呼吸器を使用するために気管内チューブが挿管されていた。

「面会連れて来て平気だよ」なんて、師長（看護師長）さんが明るく言って
くれたから、あっ、大丈夫なんだって。（通常は）ダメって言われてることを
「特別にどうぞ」みたいになっちゃうのが嫌で。でも、「連れて来ていいんだ
よ、他の子も来てるよ」なんて言ってくれたから、あっ、そういう特別なこ
とじゃないのかなぁって。　　　　　　　　[Fちゃん（11か月）と兄（3歳）、姉（7歳）の母親]

　Fちゃんの事例では、母親の心配をよそに、Fちゃんに大きな手術を行う
方針が決まり、入院期間が長くなると予測されたことから、医療者間で両親
が希望すればきょうだいが面会する機会をつくっても良いのではないかと検
討され、面会の提案に至っていた。両親からの要望の有無にかかわらず、医
療者のほうからきょうだいの状況に関する情報を集め、必要に応じて、きょ
うだいが面会する機会をつくることができるように働きかけたわけである。
多くのPICUでは、入院児が終末期に至った時に限ってきょうだいの面会
を許可するが、今回調査を行ったPICUでは、入院児が終末期であるかどう
かにかかわらず、生後一度も退院できていない場合や、退院経験はあっても
入院が今後も長引きそうな場合、きょうだいの不安が大きい場合などにも、
きょうだいの面会の必要性が検討されていた。
　医療者たちは、上記の例のように、敢えて特別なことではないように提案
したり、必要があれば、きょうだいが騒いでしまっても大丈夫であることを
伝えて、両親が安心してきょうだいの面会を行うことができる環境を整えよ
うとした。


## 5. 入院児との関わりの促し

　《入院児との関わりの促し》とは、PICU に入院中の子どもにきょうだいが
面会する場で、医療者や両親が、きょうだいに対して、きょうだいの様子に
配慮しながら、入院児のそばに行くことを促したり、入院児に関わりやすい
状況をつくることや、きょうだいにできることを提案することで、きょうだ
いと入院児との関わりを促す働きかけである。
　両親は、きょうだいのそばを離れずに、背中をそっと押して入院児に近づ
くように促したり、きょうだいが小さい場合には、きょうだいを抱き上げ

て、一緒に入院児のそばへと行くことで、きょうだいが入院児に関心を向けて、入院児と関わることができるように働きかけていた。また、医療者たちは、入院児に近づいて良いことを両親と一緒に伝えたり、きょうだいにできることを提案して、きょうだいの入院児との関わりを促した。くわえて、医療者は、きょうだいが入院児の顔を見やすいようにベッドの高さを調整したり、周囲が気にならないようにカーテンを閉める、医療機器がきょうだいの目に触れにくいように覆うといった方法で、きょうだいが入院児と関わりやすい状況をつくろうとした。

　また、両親にきょうだいと関わる余裕がない場合には、医療者が中心となって、きょうだいが入院児と関わることができるように働きかけていた。以下は、終末期であったHくん（4歳）の抱っこを母親が行った場面である。Hくんは人工呼吸器を使用し、意識がない状態であったが、医師と3人の看護師が立ち会って、椅子に座った母親が膝の上でHくんを抱くことができるように支援していた。6歳の兄は、病室の隣の前室で過ごすことが多く、母親も無理に兄をベッドサイドに促さないことを望んでいたため、兄はこの時も前室で過ごしており、真顔で黙々とジグソーパズルに取り組んでいた。

---

12：02　病室から、母親の嗚咽が聞こえ、続けて、「H」、「H」、と母親がHくん（入院児）の名前を呼ぶ声が聞こえてくる。母親の声が聞こえて30秒ほどすると、病室の隣の前室で無言でジグソーパズルに取り組んでいた兄は、真顔のまま「いっかいHのとこいっとこうかな」と言うと、立ち上がって隣の病室へと移動し、ベッドサイドから2mほど離れた位置で立ち止まって、母親とHくんのほうを見る。母親は泣きながら膝の上に抱くHくんを見つめている。

　　母親の隣で点滴が抜けないように補助していた看護師が兄に気づき、「あら、こっちにおいで」と声をかけると、兄は小走りに母親とHくんの近くへと駆け寄る。兄が駆け寄ると、ベッドサイドにいた別の看護師が、「今ね、（Hくんを）ママが抱っこしてくれてるんだよ」と兄に声をかける。母親は、一度兄のほうを見るが、再びHくんの顔を覗き込みながら、「こんなに重たくなっちゃって……」と言って嗚咽を漏らし、兄に声をかける余裕はないよ

---

うに見える。

　母親の隣にいる看護師が、「お兄ちゃんも来てくれてるよー」「よかったねぇ」とHくんに声をかけると、母親は泣きながらも笑顔で、右隣に立つ兄のほうを見る。兄がじっとHくんの顔を見つめた後、「こんな顔だっけ」とつぶやくように言うと、母親は「ハハ」と泣き笑いながら、やや声を明るくして、「こんな顔？」と小さく噴き出すように答える。

[Hくん（2歳）と兄（6歳）の面会場面]

　この場面では、兄は直接Hくんに関わることはなかったものの、母親が泣きながらHくんを抱き、兄に関わる余裕がない状況の中で、看護師たちが兄をベッドサイドへと促し、兄に配慮して関わることで、Hくんのそばで、Hくんを含めた親子3人のやりとりの機会が生まれていた。一方で、両親の関心が入院児に向き続けていたり、医療者が業務にかかりきりで、きょうだいへの働きかけが十分に行われない事例や、医療者や両親が入院児への関わりを促すものの、促し方がきょうだいの様子に合っておらず、一方的になってしまっているように見える事例もあった。

## 6. きょうだいの緊張

　入院児との面会の場は、きょうだいにとって強い緊張を伴うこともあった。例えば、Cちゃん（2歳）の兄（6歳）は、食中毒で突然入院してしまった妹のことを心配し、会いたがっていた。しかし、いざPICUを訪れ、人工呼吸器を使用して治療を受けているCちゃんを目の前にすると、緊張した様子で、Cちゃんのことをすぐには直視することができなかった。

　13：19　母親と兄がPICUに入り、Cちゃんが寝ているベッドへと歩いてくる。母親が先頭を歩き、兄はその後ろに続いてややうつむいて歩いている。眉間に皺をよせ、口を真横に閉じた硬い表情で視線を足元に落としており、緊張している様子である。（中略）

　Cちゃんのベッドサイドに行くと、母親は、兄を後ろから両脇を抱えるようにして抱き上げ、そのままベッドに寝ているCちゃんの左側、顔の目の

*前の位置にある椅子に座り、自分の膝の上に兄を座らせる。兄は、母親の膝の上で、眉間に皺を寄せて、ややうつむき、両手で腹部のあたりをもじもじと触っており、Cちゃんのほうに視線を向ける様子はない。*

*13：23　母親は、右側から兄の顔を覗きこみながら、穏やかな口調で、「だいじょうぶ？」「ほら、Cちゃん頑張ってるよ」と声をかける。兄は硬い表情のまま顔を上げ、正面のCちゃんの顔のほうを数秒見るが、すぐに右下へと顔を逸らし、目元に力の入っていない、どこか遠くを見るような視線でCちゃんから視線を逸らしている。*　　　　[Cちゃん（2歳）と兄（6歳）の面会場面]

　PICUという場で入院児と面会するきょうだいへの関わりにおいて、きょうだいが緊張しているかどうかによって、医療者や両親の関わりは異なっていた。同じくらいの年齢のきょうだいであっても、初めての面会の時から、笑顔でベッドサイドで過ごし、緊張している様に見えないきょうだいもいれば、面会が2回目以降であっても緊張している様子で、自分から入院児に関わることができないきょうだいもいた。今回観察した場面の中で、緊張している様子がなかった6人のきょうだいは、いずれも、2人のきょうだいが一緒に面会していた3組であり、緊張している様子が見られた5人のきょうだいは、一緒に面会するきょうだいがいなかったという点が共通していた。

　硬い表情で、周囲をしきりに気にしていたり、両親に抱き着いて離れられないといった様子で、きょうだいが緊張しているように見える度合が高い場合には、医療者や両親による《きょうだいが過ごしやすい環境づくり》が必要であった。

## 7. きょうだいが過ごしやすい環境づくり

　《きょうだいが過ごしやすい環境づくり》とは、医療者や両親が、きょうだいが安心できる雰囲気をつくりながら、きょうだいの言動に応えて、医療者が適切な距離感をとって関わることで、きょうだいが過ごしやすい環境をつくる働きかけである。

　例えば、Bちゃん（8か月）と面会した4歳の姉は、緊張した様子で周囲にキョロキョロと視線を向けていた。両親と看護師は、明るい雰囲気でやりと

りをしながら姉に関わり、姉の緊張を和らげようとしているように見えた。看護師に声をかけられると母親の身体に顔をうずめて抱き着く姉を、母親は自分の膝の上に抱いて、「恥ずかし～って？（笑）」と、明るく姉の反応を受け入れるように関わっていた。看護師は、いったんベッドサイドを離れて、時折ベッドサイドに戻りながら、姉が看護師のほうに視線を向けたタイミングで、「今日はいっぱい車に乗ってきたの？」と、姉に声をかけていた。母親が姉に十分に関わる中で、看護師は、緊張した様子の姉と適度な距離をとりながら、姉の様子に合わせて関わっているように見え、姉は徐々に看護師や、面会の場に対する緊張が和らいだ様子で、看護師に促されてBちゃんに触れた後には、笑顔で看護師のほうを振り返っていた。

　医療者の距離感が適切であるかどうかには、きょうだいとの心理的な距離と物理的な距離という2つの軸があった。これらによって生じる可能性の高い状況を示したものが図2である。心理的な距離が遠いにもかかわらず、物理的に近い距離で関わろうとすれば、医療者が、きょうだいに緊張を与える存在となってしまうため、物理的に適度な距離をとりながら関わる必要があった。

　しかし、ただ距離をとり続けるのではなく、前述の看護師が、物理的に適

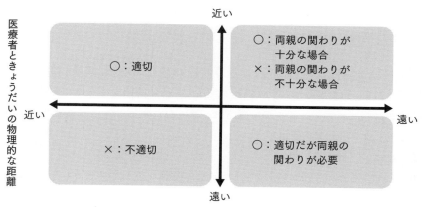

**図2　医療者の距離感の適切さ**

度な距離をとりながらBちゃんの姉に関わり続ける中で、姉の看護師への緊張が和らいだように、医療者が、きょうだいとの心理的な距離を近づけることは重要であった。医療者ときょうだいとの心理的な距離が近づくことで、両親がきょうだいに十分に関わることができない場合にも、きょうだいが過ごしやすい環境をつくることが可能であったためである。

　例えば、Gちゃん（1歳）の兄（3歳）や、Hくん（4歳）の兄（6歳）は、ベッドサイドから離れた場所で遊んで過ごすことが多かった。GちゃんやHくんの事例では、両親がベッドサイドで入院児のそばに居ることを優先するなか、看護師やCLS、保育士といった医療者がきょうだいの遊び相手となって関わっていた。両親も、時折ベッドサイドを離れてきょうだいへの関わりをもっていたが、これらの事例では、両親から離れていても、きょうだいが医療者と過ごすことができる関係が築かれており、医療者が中心となってきょうだいが過ごしやすい環境がつくられていた。

### 8. きょうだいが入院児と関わろうとする意欲

　PICUは多くの医療機器や医療者に囲まれた、きょうだいにとって非日常的に思える環境であるが、そのような中でも、自分から入院児のそばへと近づき、入院児について話したり、入院児のためにしたいことを言うなど、入院児への関心を示して、入院児と関わろうとする意欲が見えるきょうだいがいた。しかしながら、見慣れない医療機器や医療者に興味を示したり、入院児とは関係なく遊びはじめるなど、普段とは違う環境の中で、入院児へと関心が向かないきょうだいもいた。

　以下は、Fちゃん（11か月）と2人のきょうだい（3歳の兄、7歳の姉）の面会場面である。Fちゃんは人工呼吸器を使用し、持続的に血圧をモニタリングするために動脈にカテーテルが留置され、静脈から薬剤を投与するために、複数のシリンジポンプを使用していた。面会に来たきょうだいたちに緊張した様子はなく、看護師の促しに応えて、両親と一緒に笑顔でFちゃんに触れて関わっていたが、医師が病室を訪れ、両親が医師と話し始めると、7歳の姉は周囲の医療機器に関心を示し、3歳の兄もFちゃんから関心が逸れていた。

10：54　医師が病室を訪れ、両親と医師、看護師は、Ｆちゃん（入院児）に
予定されている手術に関する相談を始める。ベッドサイドでＦちゃんの顔
に触れたり、頭を撫でたりしていた姉は、Ｆちゃんの右肩あたりからタオル
ケットをめくり、カテーテルが挿入されているＦちゃんの右手をじっと見
つめると、母親のほうを見て、「ねぇねぇ、これ赤いね。これなに？」と、明
るく母親に話しかける。母親は、微笑むような表情で姉のほうを見て、穏
やかな口調で「ね〜」と言うと、すぐにまた医師と父親のほうへと顔を向け、
相談を続けている。

　姉は、ベッド上のＦちゃんの右手に挿入されているカテーテルに視線を戻
すと、カテーテルを指さしながら、「これは、ここからきて〜」とカテーテル
を辿って、Ｆちゃんの足側、複数のシリンジポンプが置かれているほうへと
移動する。姉がベッドサイドを離れると、兄もベッドサイドを離れ、父親の
周囲をトコトコと歩き回りながらキャッキャッと笑っている。父親は兄の
ほうを振り返ると、兄を抱き上げて自分の近くの椅子に座らせ、医師と話
しを続けている。（中略）

　姉はカテーテルを辿り終えると、声はかけずにＦちゃんの顔のほうを一度
見た後、生体情報モニターの画面をぼーっとした表情で見つめており、退
屈になったように見える。

[Ｆちゃん（11か月）ときょうだい（3歳の兄、7歳の姉）の面会場面]

　このように、Ｆちゃんの事例では、両親や医療者の関心がきょうだいから
離れ、適切な働きかけが行われない状況で、きょうだいたちの関心は入院児
から逸れてしまっていた。7歳の姉は、上記以外にも何度か母親に質問をし
たが、「そうね〜」と受け流すような対応で十分に答えてもらうことができ
ず、質問することをやめて退屈そうに見えた。

## 9. 入院児への関心につなげる関わり

　《入院児への関心につなげる関わり》とは、入院児から離れて過ごしたり、
見慣れないものに関心を示して、入院児へと関心が向かないきょうだいに対
して、医療者や両親が、きょうだいの言動に合わせて、入院児の話題を交え

ながら関わったり、入院児の様子を伝えることで、きょうだいの関心を入院児へとつなげる働きかけである。

前項で紹介したように、Fちゃん（11か月）の姉（7歳）は、両親と医師、看護師がFちゃんの手術に関する相談を始めると、Fちゃんとの関わりをやめ、Fちゃんの動脈に留置されているカテーテルやシリンジポンプなどの医療器具に関心を示していた。前項で紹介した場面の後、看護師が姉に声をかけると、姉は、「ねぇねぇ、これはどこの血？」「この注射みたいなのは？」「これは何？」「じゃあこれは？」と、次々に看護師へ質問し、鎮静薬を使用しているために眠っているFちゃんのほうには関心が向いていない様子であった。それに対して看護師は、姉の質問に一つひとつ答えながら、単に医療器具について説明するだけではなく、「Fちゃん、こうやってけっこう動くこともあるんだよ〜」と身振りをつけながら、Fちゃんの話題も盛り込んで説明した。以下は、姉に対して看護師が行った説明の一部である。

> 「それはね、Fちゃんの体に入ってるお薬だよ。Fちゃん今度手術するでしょう？ 手術までね、あんまり動かないように、眠くなるお薬が入ってるんだよ」「お薬いっぱいだねぇ。Fちゃんがんばってるね」
>
> [Fちゃん（11か月）の姉（7歳）に対する看護師の説明]

看護師が質問に答えてくれることが嬉しそうな様子で、目を丸くしながら、「へぇ〜」「ふ〜ん」と明るく相槌を打ちながら看護師の説明を聞いていた姉は、看護師が、「お薬いっぱいだねぇ。Fちゃんがんばってるね」と話すと、「うん」と答えてFちゃんのほうへと視線を向けると、再びFちゃんに近づいて触れていた。

Fちゃんの姉は、ベッドサイドで、少なくともFちゃんと関係のある医療器具への関心を示していたが、きょうだいが入院児と離れて、入院児とは関係なく遊んで過ごす場合もあった。例えば、Gちゃん（1歳）の兄（3歳）は、ベッドサイドに近づこうとせず、ベッドから離れた場所で遊んで過ごしていた。ベッドサイドでGちゃんと関わる両親に代わって兄と関わっていたCLSは、兄のやりたいことに応じて遊び相手になりながら、兄がベッドサイドの

母親を呼んだタイミングで、「ママね、今ねぇ、Gちゃんの足きれいにしてるんだって」「ママのとこ行ってみる？」と兄に声をかけ、兄の言動に合わせてGちゃんの様子を伝えていた。兄は「ママのとこ行ってみる？」というCLSの提案にその場で応えることはなかったが、CLSと遊んで過ごすうちに、自分で遊びの場を離れてベッドサイドへと近づき、Gちゃんのほうへと関心を向ける様子が見られた。

　なお、FちゃんやGちゃんの事例では、医療者が《入院児への関心につなげる関わり》を行っていたが、両親が《きょうだいの過ごしやすい環境をつくり》ながら、《入院児への関心につなげる関わり》を行う場合もあった。例えば、母親と一緒に面会したCちゃん（2歳）の兄（6歳）の事例では、兄は緊張した様子で、硬い表情でうつむき、Cちゃんのことを直視することができずにいた。母親は、兄のそばに寄り添い、穏やかに声をかけながら、ベッドサイドに吊り下げられていた蓄尿バッグ■6を指さして、「ほら、Cちゃんのおしっこがあそこに出てるんだよ」「おしっこ出して、元気になるように頑張ってるんだよ〜」と声をかけて、Cちゃんの状況を説明することで、Cちゃんへと関心が向くように関わっていた。兄は、母親の指さした方向を見ると、やや表情を緩めて蓄尿バッグを見つめ、母親の説明に関心をもっているように見えた。

## 10. きょうだいの入院児への関わり

　入院児が重症で、人工呼吸器を使用していたり、鎮静されているような状況であっても、自分から、あるいは医療者や両親に働きかけられながら、入院児に触れたり、入院児を人形であやす、入院児のために歌を歌う、入院児に絵本を読み聞かせるなど、さまざまな方法で入院児との関わりをもつきょうだいがいた。

　一方で、入院児に関心を向けているものの、じっと見つめるだけで、積極的に関わることができないきょうだいもいた。以下は、Eちゃん（日齢29日）

---

■6　Cちゃんは人工呼吸器を使用し、安静のために鎮静薬を使用している状況で、排尿のために、膀胱内に留置されたカテーテルに接続された蓄尿バッグがベッドサイドに吊り下げられていた。

に2歳の姉が、母親と祖母と一緒に面会した場面である。Eちゃんは産まれてからずっと入院しており、この日は姉にとって2回目のEちゃんとの面会であった。

> **15：22**　姉は祖母に抱かれたまま、母親や周囲に視線を向けることなく、硬い表情でじっとEちゃんの顔を見つめている。(中略)
> 　母親は、「Eちゃんだよ〜」と、柔らかい口調で、笑顔で姉に声をかけると、「Eちゃーん」と名前を呼びながら、Eちゃんの頭を撫でたり、顔に触れている。姉は、両手で祖母の腕を掴んだまま、硬い表情でじっとEちゃんを見つめており、Eちゃんのほうに手を伸ばそうとする様子はない。
> 　周囲では、モニターのアラームや、医療者が何かを片付ける「ガシャン」という物音が聞こえてくるが、姉は周囲を気にする様子はなく、じっとEちゃんのことを見つめており、Eちゃんへの関心は強いように見える。
>
> 　　　　　　　　　　　　　　[Eちゃん（日齢29日）と姉（2歳）の面会場面]

　このように、きょうだいが入院児に関心を向けながらも、積極的に関わることができない場合には、きょうだいが入院児との関わりをもつために、医療者や両親による、《入院児に触れるきっかけづくり》が必要となった。

## 11. 入院児に触れるきっかけづくり

　《入院児に触れるきっかけづくり》とは、医療者や両親が、《入院児への関わり》をもつ度合いが低く、じっと見つめるだけで、積極的に入院児と関わることができないきょうだいに対して、触れても大丈夫だということを伝えながら、きょうだいのタイミングに合わせて、実際に入院児に触れる様子を見せたり、入院児が触れられることを望んでいると伝えることや、ケアへの参加を提案することで、きょうだいが入院児に触れる機会をつくろうとする働きかけである。

　例えば、前項で紹介したEちゃんの母親は、祖母に抱かれながら、Eちゃんをじっと見つめ続けるだけで、Eちゃんに触れようとしない2歳の姉に対して、姉の抱っこを祖母と交代して、次のように働きかけていた。

*15：24* 母親は姉を抱き、「Eちゃんだよ〜」「かわいいね〜」と姉に声をかけながら、Eちゃんの頭を撫でる様子を姉に見せると、姉の手をそっと握り、姉の手でEちゃんの顔に触れさせる。姉は、硬い表情のままEちゃんに触れると、母親が手を放すと同時に、Eちゃんに触れた指先を軽く口にくわえるようにして、Eちゃんを見つめている。（中略）

　母親は、同様に、自分がEちゃんに触れる様子を見せながら、2回、3回と姉の手をそっと握ってEちゃんの顔や手に触れさせる。姉は、徐々に表情を緩め、3回目にEちゃんに触れたあとには笑顔が見られる。

［Eちゃん（日齢29日）と姉（2歳）の面会場面］

　Eちゃんと姉の面会場面では、母親が《入院児に触れるきっかけづくり》を積極的に行っていたが、医療者の《入院児に触れるきっかけづくり》が起点となって、きょうだいが入院児に触れることができる場合もあった。以下は、緊張している様子でBちゃん（8か月）をじっと見つめていた4歳の姉に、看護師が母親と協力して姉に働きかけた場面である。

*16：37* 看護師が、「Bちゃんだよ〜。いい子いい子ってしてあげて〜」と姉に声をかけ、それに続くように母親が、「ほら。触っていいって〜」と姉に声をかける。姉は母親に抱き着いて母親の身体に顔をうずめている。（中略）

*16：40* 母親がBちゃんの頭を撫でる様子を姉に見せると、姉はBちゃんの顔を指先で触れ、表情を緩める。さらに、看護師が、Bちゃんの手を握りながら、「お手々も触ってあげて大丈夫だよ〜」と声をかけると、姉は、Bちゃんの手を握り、にやりと、少し得意げな笑顔で看護師のほうを見る。

［Bちゃん（8か月）と姉（4歳）の面会場面］

　このように、看護師が《入院児に触れるきっかけづくり》を行い、それに続いて母親が働きかけることで、姉は徐々に緊張を緩め、笑顔でBちゃんに触れることができた。そして、母親と看護師は、Bちゃんに触れることができた姉に対して「できたね〜！」「握手したの〜？」と声をかけ、次の段階にあたる【きょうだいを主役にする】という働きかけにつなげていた。

## 12. 入院児を身近に感じている様子のきょうだい

《入院児を身近に感じている様子のきょうだい》とは、PICU に入院中の子どもに面会したきょうだいが、面会の場で積極的に入院児との関わりをもち、面会後の日常生活の中でも、入院児に関心をより示すようになったり、入院児の状況に理解を示す言動や、入院児を思いやるような言動が見られるようになる変化のことである。

例えば、先天性疾患のために生後すぐに PICU に入院した E ちゃんに、2歳の姉は一度も会ったことがなく、母親が写真を見せて E ちゃんの話をしても、関心を示さなかったという。E ちゃんの生後 24 日目に、PICU で初めて面会した後の姉の様子について、母親は以下のように話した。

> 面会したあたりから、(自宅で)「E ちゃん」って言うと、(姉が) E ちゃんの写真を指さしたりとか。うん、あの、ちょっとこう、写真のこの子が E ちゃんで、自分が会ってきた子なんだっていうのが、何かわかったみたいで。
>
> [E ちゃん (1 か月) と姉 (2 歳) の母親]

このように、PICU で初めての面会を行ってから、姉は自宅でも E ちゃんに関心を示す様子が見られるようになった。その後、2 回目、3 回目の面会を行ううちに、姉は、母親が自宅に持ち帰った E ちゃんの洋服を見て、「E ちゃんの！」と言うようになったり、面会の場で、自分から E ちゃんに触れるようになり、母親は、E ちゃんが姉にとってより身近な存在になったと感じていた。

別の事例の G ちゃん (1 歳) は、終末期であると判断され、3 歳の兄も面会がみとめられていた。G ちゃんの死が近いことを 3 歳の兄に伝えられずにいた両親は、G ちゃんと面会するようになった後の兄の言動の変化について次のように語った。

> 昨日の夜も、何か「G ちゃんのご飯」って言って、そこ (家族用の宿泊施設) にある赤ちゃん用のご飯みたいな、そういうのをお皿に置いて、椅子とか持って来てセッティングしてくれるんですよね。今日の朝も同じように

セッティングして、「Gちゃんのご飯」って置いて。で、「Gちゃんのお化け
がちゃんと美味しい、美味しいって食べてるから」みたいなことを言うんで
すよ。(中略)

　(兄にGちゃんのことを)「どういうふうに伝えようか？」っていう話は(夫
婦で)してはいるものの「まだ言ってないのに、やっぱりいろいろわかってる
のかねぇ？」って(妻と話した)。なんかいろいろわかってるんだろうなって。

[Gちゃん(1歳)と兄(3歳)の父親]

　両親は、PICUでGちゃんと面会することが兄のストレスになっている可
能性も心配していたが、兄なりに状況を理解し始めていると感じ、面会を重
ねる中で、兄がGちゃんと関わる時間をつくることができるように働きかけ
ていた。

　また、食中毒による急激な全身状態の悪化で緊急入院したCちゃん(2歳)
の母親も、Cちゃんの入院直後には、「Cちゃん死んじゃうかと思った」とい
う言葉が見られ、強い不安を示していた6歳の兄の様子が、Cちゃんとの面
会後に変化したと感じていた。

　　面会してから、毎日、Cちゃんが早く良くなりますようにって(言うよう
になった)。「Cちゃんが早く元気になりますようにってお手紙書くんだ」っ
て言って。

　　もう、Cちゃんのためにあれをやるこれをやるって。自分でCちゃんの状
況を見れて(見ることができて)、あ、Cちゃん頑張ってるんだって、じゃあ
自分も頑張んなきゃって気持ちがあるみたいですね。うん。

[Cちゃん(2歳)と兄(6歳)の母親]

　兄は、Cちゃんとの面会の場では非常に緊張し、不安そうな様子であった
が、母親や看護師の働きかけによって徐々に緊張を緩め、Cちゃんと向き合
うことができた。そして、面会後には、不安を示す言動が減少し、Cちゃん
を思いやったり、応援するような言動が増えていた。

## 13. 入院児を身近に感じていない様子のきょうだい

　《入院児を身近に感じていない様子のきょうだい》とは、PICU に入院中の子どもに面会したきょうだいが、面会の場で入院児に十分に関わることができず、面会後も入院児の状況に理解を示す度合いが低く、入院児を身近に感じている様子が見られない状況のことである。例えば、人工呼吸器を使用し、安静が必要であったFちゃん（11か月）の母親は、Fちゃんに負担をかけないように短時間できょうだい（3歳の兄、7歳の姉）を面会させた時の、その後のきょうだいの様子を以下のように話した。

> 　もう、すぐ（きょうだいがFちゃんのことを）忘れちゃいますね。やっぱり。（入院を繰り返していて）離れてる時のほうが多いんで。そんなに（Fちゃんの存在が）生活に組み込まれてないので。
>
> [Fちゃん（11か月）と兄（3歳）、姉（7歳）の母親]

　Fちゃんときょうだいの1回目の面会は、Fちゃんの負担を最小限にしたいという両親の意向により短時間で行われ、きょうだいはFちゃんの顔を見て、すぐに退室したという状況であった。そのため、その場で医療者が十分に関わることができず、両親の意識も、きょうだいよりもFちゃんに向けられていた。面会の場で、医療者や両親の働きかけが適切に行われず、入院児ときょうだいが顔を合わせただけという場合には、面会の場で入院児との関わりを十分にもつことができず、面会後にも、入院児への関心を示す言動や、状況を理解する言動が増えることはなかった。

――引用文献

1) 戈木クレイグヒル滋子：グラウンデッド・セオリー・アプローチ - 理論を生み出すまで　改訂版, 新曜社, 東京, 2016.

第Ⅴ章 ■
入院児との面会による
きょうだいへの支援

第Ⅳ章では、小児集中治療室（PICU: Pediatric Intensive Care Unit）に入院中の子どもときょうだいが面会する場で、きょうだいに対して行われた医療者と両親による働きかけと、それによってきょうだいに生じた変化を示す、【きょうだいを主役にする】という現象について紹介した。

　この現象から、入院児と面会することを通して、きょうだいに、入院児に関心を示すようになったり、入院児の状況に理解を示す言動や、入院児を思いやる言動が増えるといった、《入院児を身近に感じている様子のきょうだい》という変化が生じることがわかった。くわえて、この現象が示したのは、医療者と両親による、【きょうだいを主役にする】を中心とした働きかけによって、《入院児を身近に感じている様子のきょうだい》と《入院児を身近に感じていない様子のきょうだい》という異なる２つの帰結に至るプロセスであり、《入院児を身近に感じている様子のきょうだい》に至るためには、どのような働きかけが求められるかということである。

　本章では、【きょうだいを主役にする】という現象を踏まえて、きょうだいへの支援としての入院児との面会について、〈1〉入院児と面会するきょうだいに必要な働きかけ、〈2〉きょうだいへの支援における医療者の役割、について考察する。

## ◀ 1 ▶ ── 入院児と面会するきょうだいに必要な働きかけ

　今回、PICUに入院中の子どもとの面会を行ったきょうだいには、入院児に関心を示すようになる、入院児の状況に理解を示す言動や入院児を思いやる言動が増えるなどの、《入院児を身近に感じている様子のきょうだい》という変化がみられることがあった。これは、PICU入院児との面会が、きょうだいにポジティブな影響を及ぼす可能性を示す結果である。

　しかし、《入院児を身近に感じている様子のきょうだい》という変化に至るためには、単に面会を行えば十分というわけではなかった。面会の場で、医療者や両親による《入院児との関わりの促し》《きょうだいが過ごしやすい環境づくり》《入院児への関心につなげる関わり》《入院児に触れるきっかけづくり》が適切に行われずに、きょうだいが入院児との関わりを十分にもつ

ことができなかった場合や、入院児との関わりをもつことができたきょうだいに対しても、【きょうだいを主役にする】という働きかけが適切に行われなかった場合には、《入院児を身近に感じていない様子のきょうだい》という帰結に至っていた。

PICU入院児との面会の場で、医療者や両親がきょうだいに対して行った働きかけは、《入院児との関わりの促し》によって、きょうだいが入院児と関わりをもつ状況をつくろうとすることばかりではなかった。PICUという見慣れない環境で、きょうだいが緊張していたり、周囲の医療者や医療機器が気になり、きょうだいの関心が入院児へと向かないような場合には、《きょうだいが過ごしやすい環境づくり》を行いながら、《入院児への関心につなげる関わり》によって、きょうだいの言動に応えつつ、入院児へと関心を向けることができるように促していた。くわえて、きょうだいが入院児に関心を向けているものの、見つめるだけで、積極的に関わりをもつことができない場合には、《入院児に触れるきっかけづくり》を行うことで、きょうだいが入院児との関わりをもてる状況をつくり、【きょうだいを主役にする】という働きかけにつなげていた。

このように、《入院児を身近に感じている様子のきょうだい》という変化が生じるためには、きょうだいがPICUに入院中の子どもに面会する場において、医療者や両親が、きょうだいの言動に合わせて、段階を追って働きかけることが必要であった。そして、一連の働きかけの中で、最も重要であったのが【きょうだいを主役にする】という働きかけであった。この、【きょうだいを主役にする】という働きかけにおいて特に重要だと思われたのは、この働きかけに両親が参加している必要があった点である。

本研究の観察において、医療者が、きょうだいの入院児への関わりに注目して、【きょうだいを主役にする】ように働きかけた時に、両親の関心がまったくきょうだいに向いていなかった事例では、きょうだいはすぐに気が逸れてしまい、入院児との関わりをやめてしまっていた。しかし、両親が、きょうだいと医療者の様子を笑顔で見守っていた事例では、きょうだいは笑顔で両親のほうを振り返りながら、医療者と一緒に入院児に関わり続けていた。これらの事例は、いずれも直接的にきょうだいに働きかけたのは医療者で

あったが、両親がきょうだいに関心を向けていたかどうかという点が異なっていた。したがって、見守るということだけであったとしても、両親がきょうだいに関心を向けて【きょうだいを主役にする】という働きかけに参加することの意味は大きいようである。

　先行研究では、両親をはじめとした家族の関心が病気の子どもだけに集まることや、両親がきょうだいと過ごす時間が減少することで、きょうだいが、孤独感や家族から取り残された感覚をもつことが指摘されている[1, 2]。きょうだいが入院児に面会する場で、両親が、きょうだいの入院児への関わりに注目して関わることで、きょうだいの孤独感や疎外感が和らぐ可能性があり、【きょうだいを主役にする】という働きかけに両親が参加することの重要性につながっていると考えられた。そして、結果として《きょうだいを身近に感じている様子のきょうだい》という変化が生じ、きょうだいが入院児の状況を理解して、入院児を思いやる言動が増えることは、きょうだいが、家族の一員として、子どものPICU入院に伴う闘病を体験することにつながる可能性があり、時に、孤独感や疎外感を抱くこともある入院児のきょうだいにとって重要な変化であると思われた。

　また、入院児のきょうだいに、情緒や行動の問題といったネガティブな影響だけではなく、精神的に成熟する、入院児や家族の気持ちを思いやるようになる、自立的な行動が増えるなどのポジティブな変化が生じることも報告されており[3-5]、両親や医療者が、きょうだいの自己肯定感が高まるようにサポートすることの重要性が指摘されている[6]。【きょうだいを主役にする】という、きょうだいに注目して、きょうだいを場の中心にする働きかけは、きょうだいの自己肯定感に良い影響を及ぼす可能性があるものであり、入院児との面会が、きょうだいへの支援となるために重要な働きかけであると考えられる。

◀ 2 ▶ ── きょうだいへの支援における医療者の役割

　本研究の結果から、きょうだいがPICUに入院中の子どもに面会する場で、きょうだいに対して、《入院児との関わりの促し》《きょうだいが過ごし

やすい環境づくり》《入院児への関心につなげる関わり》《入院児に触れる
きっかけづくり》【きょうだいを主役にする】という一連の働きかけが適切に
行われることで、《入院児を身近に感じている様子のきょうだい》という変化
が生じることがわかった。これらの働きかけは、両親または医療者だけで行
われることもあれば、両親と医療者が協力して行うこともあったが、PICU
入院児ときょうだいの面会の場で、医療者が具体的にどのような役割を担っ
ていたのかについて、ここで再度検討したい。

　先に述べたとおり、きょうだいにとって、入院児との面会が《入院児を身
近に感じている様子のきょうだい》という変化につながる体験となるために
は、【きょうだいを主役にする】という働きかけに両親が参加していること
が重要であった。したがって、PICU入院児ときょうだいの面会の場で、医
療者が、きょうだいにばかり働きかけるのではなく、いかに両親と協力して
きょうだいに働きかけるかを考えることは重要であろう。

　例えば、第Ⅳ章の《入院児に触れるきっかけづくり》で示したBちゃんの
事例では、看護師と母親が連動するように4歳の姉に働きかけ、Bちゃんに
触れることができた姉に対して、「できたね〜！」「握手したの〜？」と声を
かけることで、看護師と母親が協力して【きょうだいを主役にする】という
働きかけにつなげていた。このように【きょうだいを主役にする】という働
きかけを行うためには、そこにつながる《入院児との関わりの促し》《きょ
うだいが過ごしやすい環境づくり》《入院児への関心につなげる関わり》《入
院児に触れるきっかけづくり》という一連の働きかけを適切に行うことで、
きょうだいが入院児との関わりをもつことができる状況をつくることが必要
であった。これらは、いずれも医療者と両親の双方が行うことができる働き
かけで、医療者が、Bちゃんの事例のように両親と協力してきょうだいに働
きかけることもあれば、両親が十分にきょうだいに関わることができる場合
には、周囲が気にならないようにベッドサイドのカーテンを閉めるなど、黒
子のような役割を担いながら、適度な距離をとってきょうだいと両親の様子
を見守る医療者もいた。

　先行研究では、子どもの入院によってきょうだいに生じる情緒や行動の問
題は、きょうだいと入院児との関係の変化だけではなく、生活環境や両親の

行動が変化したことによる、きょうだいと両親との関係の変化が一因であることが指摘されている[7, 8]。また、小児がんの子どものきょうだいを対象とした研究では、きょうだいが両親から配慮されていると感じる度合が、入院児の闘病による環境の変化へのきょうだいの適応に影響することが指摘されている[9]。これらのことを踏まえれば、入院児のきょうだいへの支援を行ううえで、医療者が、きょうだいと両親との関係に留意し、きょうだいが両親からの配慮を感じることができるように支援することが重要であろう。したがって、医療者が闇雲にきょうだいに関わろうとするのではなく、両親の状況を捉えながら役割のとり方を調整し、両親がきょうだいに十分に関わることができる状況をつくって、【きょうだいを主役にする】という働きかけにつなげることが重要であると考えられた。

　しかしながら、本書の中で繰り返し触れてきたとおり、PICU入院児の両親は、きょうだいに関わる精神的な余裕がないことも多い。両親が十分にきょうだいに働きかけることができない場合には、医療者は、それを補うようにきょうだいに関わっていた。第IV章で示したように、例えば、母親が泣きながら入院児を抱き、きょうだいに関わる余裕がなかったHくんの事例では、医療者が兄を気にかけながら関わることで、母親と一緒に入院児のそばに居やすい状況をつくって《入院児との関わりを促し》ていたし、両親ときょうだいが面会中に、ベッドサイドで医師が両親に病状説明を始めたFちゃんの事例では、医師の説明に集中している両親に代わって、看護師が、入院児の周りの医療器具に関心を示すきょうだいの質問に答えながら、《入院児への関心につなげる関わり》を行っていた。また、入院児から少し離れた場所で過ごすことを好むきょうだいに、入院児のそばに居る両親の代わりに、看護師やChild Life Specialist（CLS）、保育士が遊び相手となってきょうだいのそばに居ることで、《きょうだいが過ごしやすい環境づくり》を行うこともあった。

　特に、《きょうだいが過ごしやすい環境づくり》という働きかけは、PICUをよく知り、PICUという環境の一部でもある医療者の担うところが大きい役割であるように思われた。この働きかけで重要なことは、第IV章の図2（p.83）で示したように、きょうだいとの心理的な距離を含めた、適切な距離

感での関わりが求められるという点である。入院児の状況が普段と大きく異なっていることや、PICUの環境の特殊さから、きょうだいの緊張が強いこともある中で、きょうだいと医療者の心理的な距離がまだ遠い段階では、物理的にも距離をとることが適切で、医療者がこれを見極めることは重要である。しかし、いつまでも心理的に遠いままだと、きょうだいへの直接的な関わりを両親に期待するしかなくなってしまう。

　両親に精神的な余裕がないこともあるうえに、両親はPICUの環境に不慣れであることを考えれば、両親だけにきょうだいへの関わりを委ねるだけでは、《きょうだいが過ごしやすい環境づくり》を適切に行うことができない可能性を高めてしまう。したがって、医療者には、きょうだいとの適切な距離を推し測りながら、医療者自身が《きょうだいが過ごしやすい環境づくり》を適切に行うことが求められる。つまり、医療者が、きょうだいが安心できる雰囲気をつくりながら、きょうだいに関心を向けて、きょうだいの言動に応えることを通して、徐々に心理的な距離を近づけ、物理的にも近い距離で《きょうだいが過ごしやすい環境づくり》を担うことができる存在となることが重要である。

　ところで、子どもの入院によって、きょうだいに実際に生じている情緒や行動の問題は、両親が認識しているきょうだいの情緒や行動の問題よりも大きいという報告があり[10, 11]、両親がきょうだいに生じている問題を十分に認識できていない可能性もある。この点からも、医療者が直接きょうだいと両親に関わる機会をもち、きょうだいと両親との関わりを支援することは重要である。しかし、わが国における入院児のきょうだいへの支援の状況として、看護師はきょうだいへの支援の必要性を認識してはいるものの、実際に行うまでには至っていない傾向があることや、支援する場合にも、両親への助言や社会資源の紹介など、両親を介した間接的な方法に限られており、きょうだいを直接支援することは少ないことが指摘されている[12-14]。

　このような状況の中、本研究を通して見た医療者たちは、両親からの要望の有無にかかわらず、医療者のほうからきょうだいに関する情報を収集し、必要に応じてきょうだいが面会する機会をつくろうとしていた。そして、面会の場を設けるだけでなく、医療者自身が両親と一緒にきょうだいに関わる

ことができる状況をつくることで、時に、きょうだいを面会させることへの不安を抱く両親を支援して、《面会の場を整え》ていた。そのうえで、ここまでで述べてきたように、医療者が、両親の状況を捉えながら、《入院児との関わりの促し》《きょうだいが過ごしやすい環境づくり》《入院児への関心につなげる関わり》《入院児に触れるきっかけづくり》という働きかけを、適切に役割をとりながら行い、両親と協力して【きょうだいを主役にする】ことで、《入院児を身近に感じている様子のきょうだい》という変化が生じていたわけである。したがって、医療者のほうから積極的にきょうだいの状況を把握し、きょうだいが面会する機会をつくることを通して、医療者が直接きょうだいを支援することは、医療者に求められる役割として重要であると考える。

　第Ⅲ章でも述べたとおり、終末期に限って入院児ときょうだいの面会が許可されることは、きょうだいが、自分の意思にかかわらず、面会に行かざるを得ない状況に置かれる可能性があり、入院児との面会は、きょうだいに対してより開かれたものになることが望ましいと考えている。しかし、たとえきょうだいの面会に制限がないことが一般的になったとしても、面会を通して、きょうだいにとって意味のある時間をもつことができるのかは別の話であろう。今後、きょうだいに対する面会制限を緩和するだけでなく、医療者が入院児のきょうだいの状況に目を向けて両親と関わり、必要に応じて、きょうだいへの支援を行うことを通して、きょうだいへの適切な支援に関する知見を蓄積してゆくことが必要である。

──引用文献

1) Havermans, T., Eiser, C. : Siblings of a child with cancer, Child: care, health and development, 20(5), 309-322, 1994.
2) 有馬靖子：病児のきょうだいの本音 - 自分のことは考えてはいけないという呪縛 -, 小児看護, 32(10), 1383-1386, 2009.
3) Craft, M.J., Wyatt, N. : Effect of visitation upon siblings of hospitalized children, Maternal-Child Nursing Journal, 15(1), 47-59, 1986.
4) 新家一輝, 藤原千恵子：小児の入院と母親の付き添いがきょうだいに及ぼす影響 - 母親の認識を通したきょうだいの肯定的な変化, 日本看護科学学会誌, 30(4), 17-26, 2010.

5) Niinomi, K., Fukui, M. : Related variables of behavioral and emotional problems and personal growth of hospitalized children's siblings: Mothers' and other main caregivers' perspectives. INQUIRY, 55, 1-10, 2018.

6) 尾形明子, 瀬戸上美咲, 近藤綾：きょうだい児におけるストレス反応とソーシャルサポートおよびセルフエスティームの関連, 広島大学心理学研究, 11, 201-213, 2012.

7) Simon, K. : Perceived stress of nonhospitalized children during the hospitalization of a sibling, Journal of Pediatric Nursing, 8(5), 298-304, 1993.

8) 新家一輝, 藤原千恵子：小児の入院と母親の付き添いが同胞に及ぼす影響 - 同胞の情緒と行動の問題の程度と属性・背景因子との関連性 -, 小児保健研究, 66(4), 561-567, 2007.

9) 戈木クレイグヒル滋子：環境変化への適応 - 小児がんの同胞をもつきょうだいの体験 -, 日本保健医療行動科学会年報, 17, 161-179, 2002.

10) Craft, M.J., Craft, J.L. : Perceived changes in siblings of hospitalized children: a comparison of sibling and parent reports, Child Health Care, 18(1), 42-48, 1989.

11) 小澤美和, 泉真由子, 森本克, 他：小児がん患児のきょうだいにおける心理的問題の検討, 日本小児科学会雑誌, 111(7), 847-854, 2007.

12) 原純子, 大野雅樹, 植山こずえ, 他：医療施設における病児のきょうだい支援 ( 第 2 報 ) - 小児病棟の看護師と保育士を対象とした質問紙調査からの検討 -, 医療と保育, 7(1), 18-29, 2008.

13) 網野裕子, 小田慈：入院している子どものきょうだいへの看護支援に関する検討 - 中国・四国地方における病院看護師の意識調査より -, 小児保健研究, 69(4), 503-509, 2010.

14) 古溝陽子：長期療養が必要な病児をきょうだいにもつ子どもへの支援に関する文献検討, 福島県立医科大学看護学部紀要, 14, 23-34, 2012.

第VI章 ■
きょうだいを含めた家族への支援

小児医療の現場において、入院した子どものきょうだいも支援すべき対象として認識されるようになって久しい。しかし、これまで、入院児と面会するきょうだいへの支援については十分に検討されてこなかった。そこで本研究では、小児集中治療室（PICU：Pediatric Intensive Care Unit）に入院している子どもと面会するきょうだいを、医療者がどう支援しているのか、それはきょうだいにどのような影響を及ぼしているのかを検討した。その結果、医療者が行った働きかけを総合すると、【きょうだいの居場所をつくる】と【きょうだいを主役にする】という2つの現象としてまとめることができた。

　ここでは、総括として、研究全体を通してわかったことと今後の課題について、〈1〉家族としての闘病体験の共有を支援する、〈2〉きょうだいの面会が両親に及ぼす影響、〈3〉きょうだいからのサインを捉えた働きかけ、〈4〉きょうだいを含めた家族に対する支援の展望、の順に述べたい。

# ◀ 1 ▶ ── 家族としての闘病体験の共有を支援する

　本研究で目指したのは、ともすれば忘れられがちな入院児のきょうだいを支援するために、医療者にどのような働きかけが求められるのかを明らかにすることであった。そこで、医療者がきょうだいに直接関わる機会である面会の場に注目し、入院児と面会するきょうだいに対する医療者の働きかけと、それがきょうだいに及ぼす影響について検討した。実際の面会の場で生じている現象を、多角的な視点から詳細に捉えるために、PICU入院児にきょうだいが面会する場面の観察、医療者へのインタビュー、両親へのインタビューという3種類のデータを収集した。そして、収集したデータを分析した結果、【きょうだいの居場所をつくる】と【きょうだいを主役にする】という2つの現象が生じていることがわかった。

　第Ⅱ章で示したように、PICU入院児との面会の場は、きょうだいにとって必ずしも居心地の良い場ではなかった。子どもが入院したことで、両親にきょうだいと関わる精神的な余裕がない中、PICUには来るものの、終始緊張した様子で過ごし、面会の場を離れたがるきょうだいもいた。しかし、医療者たちが、【きょうだいの居場所をつくる】という働きかけを行いながら、

両親の状況にも目を向けて、きょうだいと両親とが闘病体験を共有できるように支援することで、面会の場で、きょうだいと両親が一緒に入院児を囲み、《きょうだいを含めた家族の時間》をもつことができた。そして、第IV章で示したように、医療者が両親と協力して、きょうだいが入院児と関わりをもつことができるように支援し、【きょうだいを主役にする】という、きょうだいを面会の場の中心とする働きかけを行うことで、きょうだいには、入院児の状況をより理解するようになったり、入院児のことを思いやる言動が増えるといった変化も生じていた。

　このように、今回把握した2つの現象から、PICU入院児との面会を通してきょうだいを適切に支援するために、医療者が、【きょうだいの居場所をつくる】という働きかけを行いながら、両親ときょうだいが闘病体験を共有できるように支援すること、そして、医療者が両親と協力して、【きょうだいを主役にする】ように働きかけることが重要であることがわかった。これらの医療者によるきょうだいへの働きかけは、いずれも、子どものPICU入院に伴う闘病体験を、きょうだいを含めた家族で共有することを支援するものであった。

　前章でも述べたとおり、入院した子どものきょうだいは、両親をはじめとした家族の関心が入院児に集まることや、両親がきょうだいと過ごす時間が減少することで、孤独感や家族から取り残された感覚を抱いていると言われている。したがって、入院児との面会を通して、実際に入院児が治療を受けている場で、きょうだいが家族の一員として闘病体験を共有できるように支援することは重要である。そのために、医療者が、きょうだいが入院児と面会する場で、きょうだいが家族の中でどのような体験をしているかに注目して、【きょうだいの居場所をつくり】ながら《きょうだいを含めた家族の時間》をもつことができるように支援すること、そして、そのうえで【きょうだいを主役にする】という働きかけにつなげることが重要であると考えられた。

　ところで、今回は、きょうだいが入院児と面会する場における支援に限って検討を行ったが、子どもの入院に伴う闘病を、きょうだいや両親が体験する場は病院の中に限られたものではない。実際に、今回収集したデータの中でも、医療者が、入院児の状況をきょうだいにどう伝えるかについて両親に

助言することで、面会以外の場での両親ときょうだいの関わりを間接的に支援していることもあった。入院児ときょうだいが面会する場のように、医療者がきょうだいに関わることができる機会は限られたものであるかもしれないが、病院の外でも家族で闘病体験を共有することができるように、医療者がきょうだいや両親を支援することが重要であると思われた。

# ◀ 2 ▶── きょうだいの面会が両親に及ぼす影響

　PICU 入院児と面会するきょうだいを支援するうえで、面会の場で、両親がきょうだいにどう関わるかということは極めて重要であった。例えば、第Ⅱ章で示した【きょうだいの居場所をつくる】という現象では、PICU 入院児との面会の場で、《きょうだいを含めた家族の時間》をもつために、《両親ときょうだいとの闘病体験の共有》が適切に行われる必要があった。第Ⅳ章で示した【きょうだいを主役にする】という現象では、PICU 入院児との面会を通して、きょうだいに、《入院児を身近に感じている様子のきょうだい》という変化が生じるために、【きょうだいを主役にする】という働きかけに両親が参加していることが不可欠であった。

　しかし、子どものPICUへの入院という危機的な状況の中で、両親には精神的な余裕がないことが多く、医療者がきょうだいを適切に支援するために、両親の状況への配慮が必要であったことは、ここまでで述べてきたとおりである。一方で、第Ⅲ章でも述べたように、新生児集中治療室（NICU）入院児ときょうだいの面会によって、両親の well-being が有意に向上したことや、一般病棟で、入院児ときょうだいが面会したことで、母親が前向きな気持ちになり、きょうだいと状況が共有しやすくなったと感じていたことなど、入院児ときょうだいの面会が、両親にポジティブな影響を及ぼす可能性があることも知られている。

　本研究の中でも、PICU 入院児ときょうだいの面会を通して、両親が前向きな気持ちを抱いていることがあった。例えば、大きな手術を控えて人工呼吸器を使用していたFちゃん（11か月）の母親は、きょうだいたち（3歳の兄と7歳の姉）が面会した時の気持ちについて次のように話した。

おチビたち（きょうだいたち）は、「Fちゃん頑張ってるね」って言えば、「頑張ってて偉いね」って言ってくれるんで。こっちもやっぱおチビたちいると楽しいんで。1人でこう、（Fちゃんのことを）見ていると悲しくなっちゃったりするんですね。Fが泣いても、（人工呼吸器を使用しているから）声もあげない、涙だけポロポロで。そういうの見てると、申し訳ないっていうのが出てきちゃって。「頑張ってて偉いね」っていうより、「ごめんね」っていうのが出ちゃうんで。子ども（きょうだいたち）が一緒だとね、ワーってなって（笑）。もう、居てくれて助かる。

[Fちゃん（11か月）と3歳の兄、7歳の姉の母親]

　このように、Fちゃんの母親は、自分ひとりで面会している時に、「ごめんね」と悲しくなってしまうことがある一方で、幼いきょうだいたちが一緒に面会することで、前向きな気持ちになれると話した。また、第Ⅳ章で、先天性疾患により、生後すぐにPICUに入院したEちゃん（1か月）の2歳の姉が、生後一度もEちゃんと会ったことがなく、母親がEちゃんの写真を見せても関心を示さなかったという事例を紹介した。この事例では、Eちゃんと初めて面会した後、姉に、Eちゃんの写真に関心を示すようになったり、母親が自宅に持ち帰ったEちゃんの洋服を見て、「Eちゃんの！」と言うようになるといった変化がみられていた。そうした姉の様子の変化について、母親は以下のように語った。

　やっぱりずっと（姉がEちゃんに）会わなければ、実際見てみなければわからないことだったと思うし。やっぱり妹がいるっていうのが、いつかわかって欲しいってずっと思っていたので。まぁ、たとえ妹っていう認識ではなかったとしても、そうやって目に見えて変化したのが嬉しくって。主人にもそれ話したら、「そんなことしたんだ」って言って、すごく喜んでましたし、嬉しかったですね、はい。

[Eちゃん（1か月）と姉（2歳）の母親]

　Eちゃんは、生後4か月で亡くなるまで、一度も自宅に帰ることができな

い状況であった。姉の面会は、Eちゃんが終末期と判断され、面会が自由になる以前に6回行われ、両親は、面会を通して、姉がEちゃんに関心を示すようになり、姉にとってEちゃんが身近な存在になっているように感じられることを喜んでいた。

また、終末期と判断されたGちゃん（1歳）の両親は、3歳の兄にGちゃんの死が近いことを伝えることができていなかったが、Gちゃんとの面会の後、兄が、食事の際にGちゃんの分も用意して、「Gちゃんのお化けがちゃんと美味しい、美味しいって食べてるから」と言う様子を見て、兄なりに状況を理解し始めていると考えていた。このような面会後の兄の言動に対して、父親は以下のように感じていた。

> 彼なりに何かを乗り越えようとしている気がするので、我々が挫けててもね、しょうがない。
> [Gちゃん（1歳）と兄（3歳）の父親]

このように話した父親は、その後、医療者に相談しながら、母親と一緒にGちゃんの死が近いことを兄に伝え、Gちゃんのために、兄と一緒に何ができるのかを考えていた。

このように、PICUに入院した子どもの両親たちが、きょうだいの面会によって、悲しい気持ちが和らいだり、前向きな気持ちを抱いていたことから、きょうだいの面会は、両親に対する支援にもなり得るものであるように見えた。本研究のデータは、きょうだいに対する支援と、それによってきょうだいに生じる変化に焦点をあてて収集したもので、きょうだいの面会が、両親にどのように影響を及ぼしたのかはわからない。しかし、少なくとも、Fちゃんの母親は、きょうだいと一緒に入院児のそばで過ごす中で、悲しい気持ちが和らいで助けになることを話していたし、EちゃんとGちゃんの両親は、きょうだいが入院児に関心を示すようになったり、入院児の状況を理解しようとしていると感じることで、前向きな気持ちを抱いていた。

したがって、【きょうだいの居場所をつくる】という現象で、《きょうだいを含めた家族の時間》をもつことができるように支援することや、【きょうだいを主役にする】という現象で、《入院児を身近に感じている様子のきょうだ

い》という変化がきょうだいに生じることは、両親にポジティブな影響を与える可能性のあるもののように思われた。

　重症な子どもの診療を行うPICUでは、Gちゃんの両親のように、PICUで子どもを看取ることも少なくない。現在、PICUで子どもを亡くす両親への支援についての研究を行っているが、その中で、看護師たちが、両親の意向に配慮しながら、子どものためにできることを提案したり、面会時間や面会者の制限の緩和、子どものためにしたいことを聞くといった方法で闘病環境を変化させながら、家族が一緒に過ごす時間をつくるという支援をしていることがわかった。PICUで子どもを亡くす両親を支援するうえでも、「きょうだいを含めた家族」として支援することが重要だと思われる。

　今後、両親の視点から見て、きょうだいが入院児と面会することや、面会を通した医療者による支援がどのような意味をもっていたのかについて検討し、両親への影響が生じるプロセスを明らかにすることは重要である。

## ◀ 3 ▶ ── きょうだいからのサインを捉えた働きかけ

　本書では、自らの体験を十分に言語化して表現できない発達段階にあるきょうだいが、PICU入院児との面会の場でどのような体験をしているのかを、観察者である私と、面会の場できょうだいと関わった医療者、および両親が捉えたきょうだいの姿をもとに検討した。その結果把握した、【きょうだいの居場所をつくる】という現象と【きょうだいを主役にする】という現象に共通して重要であったのは、医療者たちがいかにきょうだいに関心を向け、きょうだいから発せられるさまざまなサインを、どう捉えて支援するかということであった。

　第Ⅱ章、第Ⅳ章で見てきたように、医療者たちが、入院児との面会の場で捉えていたきょうだいの中には、時に、身の置き所がなく苦しそうであったり、入院児のことを気にかけながらも近づくことができずにいるきょうだい、無理をして明るく振る舞っているように見えるきょうだいなど、支援を必要としているように見える姿があった。医療者たちは、きょうだいの発言ばかりでなく、表情や行動などの非言語的なサインも捉えながら、きょうだ

いの気持ちを推察して関わっていた。くわえて医療者たちは、入院児に関するきょうだいの言動だけではなく、両親ときょうだいとの関わりや、両親の意向にも目を向けながら、家族の中できょうだいが置かれている状況をも捉えようとした。そして、きょうだいと両親との闘病体験の共有を支援し、両親と協力して、きょうだいが面会の場の中心となるように働きかけていた。

このように、医療者たちが、入院児と面会するきょうだいから発せられるサインを捉えて働きかける中で、きょうだいが、自分の気持ちや入院児に対する思いを言葉にしたり、入院児との関わりをもつ機会が生まれ、きょうだいと両親が闘病体験を共有することにつながっていた。きょうだいが十分に自分の考えを言語によって表現できない発達段階にあることを考えれば、きょうだいが実際に入院児が闘病している場を体験する中で、きょうだいから発せられるサインを、医療者が捉えて働きかけることは重要である。

ところで、医療者が推察したきょうだいの気持ちと、実際にきょうだいが感じていたことには、ギャップが生じることもある。言語的発達がまだ未熟である子どもを対象としてインタビューデータを収集することの困難さや、未成年の子どもにインタビューを行うことへの倫理的配慮といった課題はあるが、きょうだいから見て、入院児や両親、医療者のことをどのように捉えて、入院児との面会を通してどのような体験をしていたのかということは、今後検討すべき課題である。

## ◀ 4 ▶── きょうだいを含めた家族に対する支援の展望

本書では、PICU入院児と面会するきょうだいを、医療者がどのように支援し、それはきょうだいにどのような影響を及ぼしているのかを検討した。そして、その結果に基づいて、入院児と面会するきょうだいへの支援について検討してきた。本研究を通してわかったことは、「きょうだいを含めた家族」という視点をもって、きょうだいを支援することの重要性である。

入院児と面会するきょうだいを支援するうえで、きょうだいだけではなく、両親の状況にも目を向けて、子どものPICU入院に伴う闘病体験を、きょうだいが家族の一員として共有できるように働きかけることは重要で

あった。そして、きょうだいが入院児と面会することは、両親にも影響を及ぼすものであるように見えることから、医療者には、面会の場におけるきょうだいと両親との相互作用と、それによって生じる両親の変化も捉えながら、きょうだいに働きかけることが求められていると考えられた。そのような医療者の働きかけをより明らかにするためには、今後、入院児ときょうだいの面会の場で、医療者が両親の状況をどう捉えて、両親をどのように支援しようとしているのかを検討することも重要だろう。

　ところで、本研究はPICUをフィールドとして行ったものであるが、これは、PICUが幅広い年齢の子どもに対して、診療科を問わずに治療を行う場であり、多様な状況にある子どもが入院し、日々状況が変化する可能性が高いことから、入院児と面会するきょうだいに対する支援に関する概念や相互作用のプロセスを、幅広く把握することに適していると考えたためである。データ分析は、PICUに特徴的な概念や現象が見い出される可能性も考慮して行ったが、結果的に、本書で示した2つの現象は、PICUに特有の現象というよりも、一般病棟やNICUにおいても、適応できる可能性のあるものだと思われた。

　しかし、本研究では、重症で意識のない入院児が多かったために、入院児ときょうだいとの相互作用を十分に把握することができていない。「きょうだいを含めた家族」という視点に立って、きょうだいを支援しようとするのであれば、入院児との相互作用がきょうだいに及ぼす影響を把握することは重要である。したがって、今後、この点について検討することで、きょうだいが、子どもが入院した家族の中でどのようなことを体験し、入院児との面会を通してどのように支援することが求められるのかを、より広い視点から検討することが求められる。

　本研究の結果から、入院児と面会するきょうだいを支援するうえで、子どもの入院に伴う闘病体験を、きょうだいが家族の一員として共有することができるように働きかけることが重要であることがわかった。そして、面会の場は、医療者が、きょうだい、両親、入院児、それぞれの状況を捉えながら、きょうだいの体験に働きかけることができる可能性がある場であることもわかった。したがって、入院児との面会を通したきょうだいへの支援について

検討する意味は大きいと思われた。

　もちろん、入院児との面会はきょうだいを支援するための手段のひとつであり、面会に限らず、きょうだいが家族の一員として闘病体験を共有するための支援について検討することが重要である。しかしながら、医療者がきょうだいを含めた家族に働きかけることのできる場は限られている。本研究を通して見てきたきょうだいたちは、入院児との面会の場で、医療者に働きかけられながら、両親と一緒に入院児と関わる時間をもつことによって、面会以外の場でも、入院児の状況に理解を示すようになったり、入院児を思いやる言動が増えるといった変化が生じており、それはきょうだいにとって意味のある体験であるように見えた。

　このようなきょうだいたちの姿から、きょうだいが、子どもの入院に伴う家族の闘病体験から取り残されることがないように、入院した子どもが治療を受ける医療の場を、きょうだいにとってより開かれたものにする努力は重要であるように思える。そのうえで、単にきょうだいが入院児と面会する場を用意するだけではなく、実際に医療者が入院児のきょうだいと関わる機会を重ねることを通して、きょうだいを含めた家族の状況を捉えながら、きょうだいをどのように支援する必要があるのかを検討し、働きかけ続けることが求められるのではないだろうか。

# Appendix ■

# Grounded Theory Approach
## を用いた研究の道程

# ◂ 1 ▸ ── Grounded Theory Approach を用いた 研究への挑戦

　本書は、筆者の博士論文に基づいたものであるが、私にとって、この博士論文に取り組む過程は、Grounded Theory Approach（GTA）を用いた研究への挑戦の道程でもあった。GTA は、社会学者である Glaser と Strauss によって生み出された、既存の理論から検証可能な仮説を演繹することよりも、質的データに根差して理論を生成することの重要性を主張した研究方法である[1, 2]。その後、Glaser と Strauss は異なる立場から GTA を発展させ、今日に至るまで、Glaser 版や Strauss 版の GTA をもとに、さまざまな学問的立場をとる研究者によって GTA を発展させる試みが続けられている[■1]。

　本研究は、Strauss 版の GTA を基盤としつつ、プロパティとディメンションの活用によるデータに根差した分析をより強調し、カテゴリー関連図による現象の把握という技法をくわえた、戈木クレイグヒル版の GTA[3] を用いている。学問的背景として、シンボリック相互作用論[■2]の影響を受ける Strauss 版の GTA で捉えようとするものとは、ある現象の中でそれぞれの登場人物たちが即興的に演じる役割と、人物同士や人物と環境の相互作用、そ

---

- [■1] 例えば Strauss とともに Basics of Qualitative Research: Techniques and Procedures for Developing Grounded Theory を著し、同書の改訂を重ねている Corbin や、社会構成主義的グラウンデッド・セオリーを唱える Charmaz の著書はよく知られるところである。〈参考〉Corbin, J., Strauss, A.（操華子，森岡崇訳）：質的研究の基礎 グラウンデッド・セオリー開発の技法と手順 第3版，医学書院，2012. / Corbin, J., Strauss, A.: Basics of Qualitative Research: Techniques and Procedures for Developing Grounded Theory 4th ed., SAGE Publications, 2015. / Charmaz, K.(岡部大祐訳)：グラウンデッド・セオリーの構築 第2版，ナカニシヤ出版，2020.
- [■2] Blumer[20] によれば、シンボリック相互作用論は、第一に、人間はものごとが自分に対してもつ意味に則って、そのものごとに対して行為するということ、第二に、このようなものごとの意味は、個人がその仲間と一緒に参加する社会的相互作用から導き出されて発生するということ、第三に、このような意味は、個人が、自分の出会ったものごとに対処する中で、その個人が用いる解釈の過程によって扱われたり、修正されたりするということ、これら3つの前提に立脚したものである。つまり、社会的相互作用の中で、ものごとに対する個人の解釈の過程で生じる、社会的産物としての意味を重視するという立場をとる。

の結果として生じる変化のプロセスである。つまり、相互作用によって生じる多様なプロセスによって形づくられる現象の総体を、データから抽出した概念を関連づけることで示し、誰しもが、いずれかのプロセスに当てはまるという意味での、普遍性の高い理論を作り上げることを目指す[4]。

　本研究で明らかにしたいと考えたのは、小児集中治療室（PICU：Pediatric Intensive Care Unit）入院児にきょうだいが面会する場で、医療者はきょうだいをどう支援しているのか、それはきょうだいにどのような影響を及ぼしているのかということであり、面会の場における相互作用によってきょうだいに生じる変化のプロセスである。したがって、GTA が本研究に適していると考えた。くわえて、GTA は、多様なプロセスを幅広く把握する研究法であり、複数の方法でデータを収集することで、多角的に現象を捉えることが推奨されている[5, 6]。多様な子どもが入院する PICU において、観察とインタビューによってデータを収集することで、より多くのプロセスの把握につながり得るという点でも本研究に適していることから、GTA を用いて研究を行おうと考えた。

　ここからは、具体的な研究方法について紹介する。冒頭で、GTA を用いた研究への挑戦の道程と述べたが、本書で紹介した研究は、私にとって本格的に研究に取り組んだ初めての経験であり、研究を始めてから博士論文をまとめ終えるまでには8年を要した。その過程は、いろいろな壁にぶつかりながら、試行錯誤の連続であったし、今もなお、挑戦の道程は続いている。そのような私が著す本書であるから、ここでは、私が実際に GTA を用いた研究に取り組む中で気づいたこと、難しかったことや工夫したことといった実体験にも触れながら、具体的な研究方法について紹介したい。

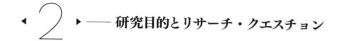 **──── 研究目的とリサーチ・クエスチョン**

本研究の目的とリサーチ・クエスチョンは以下のとおりである。

## ○ 研究目的
　小児集中治療室（PICU：Pediatric Intensive Care Unit）入院児にきょう

だいが面会する場で、医療者はきょうだいをどう支援しているのか、それはきょうだいにどのような影響を及ぼしているのかを明らかにする。

○ リサーチ・クエスチョン

- 医療者は、PICU入院児に面会するきょうだいと両親の状況をどのように捉え、きょうだいをどう支援しようとするのか。
- PICU入院児にきょうだいが面会する場で、医療者と両親はきょうだいにどのように関わり、その結果、きょうだいにどのような変化が生じているのか。

## 1. リサーチ・クエスチョンの確認と修正

ここに示したのは、本研究における最終的なリサーチ・クエスチョンである。収集したデータから帰納的に概念を抽出し、現象を把握する質的研究では、研究を開始する時に立てるリサーチ・クエスチョンは暫定的なものであり、研究を進め、対象とする現象への理解を深める中で見直し、修正するものである[7, 8]。特にGTAでは、データ収集とデータ分析とを交互に行い、収集したデータの分析に基づいて、次のデータ収集の対象と収集内容を決める理論的サンプリング（後述）を行う[9, 10]。

本研究においても、可能な限りそれ以前に収集したデータを分析したうえでデータ収集を行った。そして、データ収集と分析を繰り返す中でリサーチ・クエスチョンを見直すことで、対象とする現象を明らかにするためにより適切な問いとなるように修正し、焦点を定めてデータ収集を行うように努めた。

## 2. 研究法を理解することの重要性

ここで、私が研究をはじめた時に設定したリサーチ・クエスチョンを見てみたいと思う。

　　　［研究開始時のリサーチ・クエスチョン］
- PICUにおけるきょうだいと入院児の面会の場で、きょうだいにどのようなことが生じているのか。

先に示した、最終的なリサーチ・クエスチョンと比較して、かなり漠然としていて、焦点が定まっていないことがおわかりいただけるだろう。研究開始後、データ収集とデータ分析とを繰り返し、面会の場で生じている現象を徐々に見い出していく中で、現象をより詳細に把握することを目指して、リサーチ・クエスチョンの修正を重ねながら研究に取り組んだ。結果的に、研究を進める中で、医療者がきょうだいと両親の状況をどのように捉えているのかということや、医療者ばかりでなく、両親によるきょうだいへの関わりと、それによって生じるきょうだいの変化に注目する必要があることに気づき、先に示した、最終的なリサーチ・クエスチョンに至ったわけである。

　先述したとおり、質的研究では、研究開始時にはどのような現象が見い出されるかはわからないため、その時点でのリサーチ・クエスチョンは暫定的なものである。しかしながら、私が最初に立てたリサーチ・クエスチョンには、単に研究開始時であることが理由にはならない問題があった。それは、GTA によって明らかにしようとするものがどのようなものかということを、十分に理解できていなかったという点である。

　GTA で明らかにしようとするものは、相互作用によって生じる変化のプロセスであり、多様なプロセスによって形づくられる現象の総体である。そして、リサーチ・クエスチョンは、これを明らかにするために適切なものでなくてはならない。しかし、私が研究開始時に立てていたリサーチ・クエスチョンは、「きょうだいにどのようなことが生じているのか」という結果にばかり注目し、そこに至るプロセスに対する問いになっていなかったのである。その結果、最初に収集したデータは、分析によって概念は抽出できても、それらの概念を関連づけて、相互作用によって生じる変化のプロセスを見い出すには十分ではなく、私は早速リサーチ・クエスチョンの見直しを迫られたわけである。

　リサーチ・クエスチョンは、どのようなデータを収集するのかという指針となるものであり、収集するデータの質を左右するものである。どのような研究法を用いるとしても、研究をはじめる時には、その研究法によって明らかにしようとするものが何であるかを理解し、そのために適切なリサーチ・クエスチョンを設定することが重要であると考えている。

# ◀ 3 ▶ ── データ収集

本研究では、観察法とインタビュー法によってデータ収集を行った。これは、GTAでは、異なる方法で収集したデータを分析、統合することで、現象を多角的な視点から詳細に捉えることが可能であるためである。以下、本研究で行ったデータ収集について、1.観察法によるデータ収集、2.インタビュー法によるデータ収集、3.理論的サンプリング、の順に説明する。

## 1. 観察法によるデータ収集
### 1）なぜ観察法を用いたのか

研究開始時の私にとって、観察法によるデータ収集は大きな挑戦であり、正直に言えば、自分の手に負えるものであるのかと、観察法を用いることへの不安もあった。しかし、以下の理由から、本研究において観察法によるデータ収集が重要であると考えた。

第一に、本研究が対象とするのはPICUに入院した子どものきょうだいであり、認知的、言語的に、自分の体験を十分に言語化して表現することが難しい発達段階にあるという点である。また、未成年であるきょうだいにインタビューを行うことは、倫理的な配慮という点でも容易ではない。したがって、研究者自身が、実際にきょうだいがPICU入院児と面会する場に身を置き、観察者の視点から、きょうだいが面会の場でどのような体験をしているのかを捉えることが重要であると考えた。

第二に、観察法を用いることで、医療者が無意識に行っている働きかけを捉えることが可能になるためである。私が病院で看護師として働いていた頃、子どもが入院した両親への関わりについてインタビューを受けたことがあった。その時に私が感じたのは、いざ問われてみると、日頃自分が行っていることを十分に言語化できるわけではないということだった。もちろん、インタビューにおいても、インタビュー中のやりとりを通して語り手の体験を掘り下げ、語り手の中で体験が再構成されることで、それまでは語り手が意識していなかった内容を引き出すことが重要である。しかし、観察法を用

いることで、医療者が無意識に行っているきょうだいへの働きかけや、それに対するきょうだいの反応をより詳細に把握できる可能性があり、本研究を行ううえで重要であると考えた。

## 2）研究協力者の抽出方法

研究協力の同意を得た小児病院2施設のPICUにおいて、次の条件を満たす人を対象とした。

・PICUに入院中の子どもに面会する15歳以下のきょうだい
・PICUに入院中の子どもときょうだいの面会に立ち会う両親
・PICUに入院中の子どもときょうだいの面会に立ち会う医療者

なお、本研究では、通常は面会が制限されているきょうだいを主な対象とし、多くの施設で面会が認められている16歳以上のきょうだいは除外した。

観察法によるデータ収集を行うにあたって、まず、対象施設のPICUで働く医療者に、研究に関する説明を行い、個別に研究協力への同意の可否を確認した。その後、入院児ときょうだいの面会が予定され、施設の看護管理者または管理者から委任された担当者が、研究協力者の候補として良いと判断した場合に研究者へ連絡をもらい、両親に研究協力依頼の説明を行った。なお、入院中の子ども、およびきょうだいについては、原則は両親の同意をもって代諾とし、子ども用の説明書および同意書の用意があることを両親に説明したうえで、両親の意向に合わせて説明を行った。

観察当日、きょうだいの面会に立ち会う医療者は、予め同意が得られている医療者だけを対象とし、再度、口頭で観察を行って良いかを確認した。そして、両親と医療者の同意が得られた場合に限って、観察法によるデータ収集を実施した。

このように、本研究では、観察によるデータ収集を行うために、看護管理者または管理者に委任された担当者がゲートキーパーとなって、きょうだいの面会が予定された際に連絡をくださり、その他にも、私が両親へ説明を行

う場の調整など、さまざまなかたちで支援していただいた。これは、本研究を行ううえで大きな助けとなり、励みにもなった。PICUにおけるきょうだいの面会という、限られた機会を対象とした本研究であったが、いずれの施設でも、きょうだいへの支援を検討する必要性に共感し、きょうだいが面会する機会に私が立ち会うことができるように役割を担ってくださった方々の協力があって、観察法によるデータ収集を行うことができた。

　実際にフィールドに身を置いてデータを収集する観察法において、フィールドの人々とどのような関係を築くかは重要である。どのような関係が望ましいかは、研究の目的や性質にも依るところであるが、本研究においては、ゲートキーパーとなる人たちと問題意識を共有し、その問題にともに取り組む仲間のような関係を築くことができたことは重要であった。

## 3）データ収集方法（調査期間：2014年3〜10月、2019年1〜4月）

　PICU入院児にきょうだいが面会する場において、研究協力者（きょうだい、入院児、両親、医療者）間の相互作用に焦点をあてて観察し、反応や言動の変化を把握するために、それぞれの研究協力者の行動や表情、視線、発言内容や声の大きさ、トーンなどの情報に留意して記述した。なお、本研究はGTAを用いて行ったものであるが、GTAでは、相互作用を把握するために、把握しようとする現象に関する詳細なデータが必要であり、観察した言動が、どのような意図や理由で行われたものなのかを解釈して記述する必要がある[11-12]。その解釈の偏りを避けるために、可能な場合に、観察中の言動の意図や理由について、観察後に医療者と両親に確認した。

　観察法によるデータ収集は、観察者自身がフィールドに身を置いて行うものであり、観察者がどのような立場でそこに存在し、観察者の存在がどのような影響を及ぼしているのかということを考慮する必要がある[13, 14]。本研究の場合には、観察の場で生じる相互作用に及ぼす影響をできる限り小さくする必要があったため、PICUという場に馴染み、なるべく異質な存在とならないように努めた。

　本研究における観察は、PICU入院児ときょうだいの面会という限られた場面に注目して行うものであったが、フィールドワークの際には、きょうだ

いの面会が行われる時間以外もフィールドに身を置き、入院している子どもへのケアや処置の場面を見学させてもらったり、医療者から、普段のPICUの様子や最近の状況といった話を伺うようにした。これは、収集したデータをより適切に解釈し、分析するために、データ収集を行っているPICUがどのような環境であるのかという背景を理解することが目的であったが、同時に、フィールドの人たちとの関係を築き、観察者の存在がより違和感のないものとなることを目指して行った。

　私自身にPICUでの勤務経験があったことで、医療者と共有できる話題があり、コミュニケーションをとりやすかったことや、PICUという場で、どのように動けば違和感を与えずに済むかがある程度わかっていたことは、フィールドに馴染むうえで大きな助けとなったと感じている。また、研究の目的や、観察が医療者に対する評価を目的としたものではないことは、研究協力依頼時に説明していたが、医療者との日々の関わりの中でも、私が何をしようとしている者であるのかを伝え、問題意識を共有することで、私の存在が医療者を脅かすものとならないように心がけた。

　また、実際にフィールドに身を置き、観察者自身の五感を使ってデータを収集する観察法では、観察者がどのような視点で観察の場で起こるさまざまな事象を見るのかということも重要である。私にPICUでの勤務経験があったことは、フィールドに馴染むうえでは有用であった。しかし、データ収集を行う際には、私がPICUのことを知っているが故に、PICUについてよく知らない人であれば感じる疑問を見落としてしまう可能性を自覚し、意識する必要があった。さらに、自分がどのようなことを見落としやすい傾向があるのかをより理解するために、PICUに関わりのない他の研究者や大学院生に収集したデータを見てもらい、理解できない点や疑問を感じるところがないかを検討する機会をもった。

　なお、観察者にとって未知のフィールドで研究を行うことで、新鮮な視点でさまざまな疑問を抱くことができ、それが強みとなる場合もある。しかし、GTAを用いた研究の場合には、相互作用を把握するために、特定の場面に対して、詳細な観察を行うことが求められる。したがって、ある程度、その場でどのようなことが起こり得るかを予想できることは重要であり、少な

くとも、初めてGTAを用いて研究を行う場合には、自身がよく知るフィールドを選択するほうが良いと考えている。

## 2. インタビュー法によるデータ収集
### 1) 異なる視点でのインタビューデータの収集

　本研究では、医療者と両親という異なる対象にインタビュー法によるデータ収集を行った。それぞれのインタビューは、対象の違いだけではなく、研究全体の中での位置づけや目的も異なるものであった。

　先にも述べたとおり、本研究は、まだ子どもであるために、自身の体験を十分に言語化して表現することが難しい、入院児のきょうだいを対象としたものである。そこで、きょうだいが、PICU入院児との面会の場でどのような体験をしているのかを、観察によって捉えようと考えた。そのうえで、観察だけでは捉えきれないきょうだいに生じた変化を把握するために、両親に対するインタビューを行った。したがって、両親へのインタビューは、観察によって把握した現象を補足する位置づけで行ったもので、両親から見た面会の場におけるきょうだいの様子や、面会前後でのきょうだいの変化に注目して、両親への負担に配慮しながら、比較的短時間で行った。そして、観察と両親へのインタビューによって収集したデータを分析し、把握したのが、【きょうだいを主役にする】という現象である。

　一方で、医療者へのインタビューは、観察では十分に把握することが難しい、終末期などの危機的な状況での関わりについても検討することを目的としたため、観察への協力は前提とせず、観察を行っていない施設の医療者も対象として、ひろく協力者を求めた。したがって、観察データを補足するという位置づけではなく、インタビューデータだけでも現象を把握することができるデータの収集を目指して、研究協力者が経験した具体的な事例のエピソードに基づいて、医療者が捉えたきょうだいや両親の様子、きょうだいや両親に対して行った関わりやその理由、意図などについて深く掘り下げた。このようにして収集した医療者へのインタビューデータと観察データを分析し、統合して把握したのが【きょうだいの居場所をつくる】という現象である。

## 2）研究協力者の抽出方法

［両親］

　両親へのインタビューは、PICU に入院中の子どもとの面会を通してきょうだいに生じた変化を把握するために、観察に協力していただいた両親を対象とし、観察日以降に、口頭および研究協力依頼書、同意書、同意撤回書を用いて説明を行い、同意を得られた両親を対象に実施した。

［医療者］

　医療者へのインタビューは、観察を行うことが難しい、終末期の面会といった危機的な状況での関わりを含め、多様な状況に関するデータを収集するために、観察を行っていない施設の医療者も対象として、次の３つの方法で候補者をリクルートした。研究協力候補者となった医療者には、口頭および研究協力依頼書、同意書、同意撤回書を用いて説明を行い、同意を得られた医療者を対象に実施した。

　　・観察を行っている施設できょうだいの面会に関わった医療者への依頼
　　・学会等でPICU で面会したきょうだいに関する報告を行っていた医療者への依頼
　　・インタビュー協力者となった医療者からの紹介

## 3）データ収集方法

［両親へのインタビュー］（調査期間：2014年３〜10月、2019年１〜４月）

　PICU に入院中の子どもとの面会を通してきょうだいに生じた変化を把握することを目的とした。インタビューは半構成的に行い、観察した面会場面に基づいて、面会の場できょうだいの様子をどのように感じていたか、きょうだいに対する言動の意図や理由、面会の実施に至った経緯、面会前後のきょうだいの様子についての情報を得た。インタビュー内容は、両親の同意を得たうえで、IC レコーダーに録音した。

［医療者へのインタビュー］（調査期間：2017年３月〜2019年８月）

　PICU に入院中の子どもときょうだいが面会する場における、医療者の関

わりの意図や判断に関する主観的なデータを把握するために、医療者へのインタビューによるデータ収集を行った。インタビューの対象とする医療者は、前述の理由から観察とは異なる対象を新たにリクルートして行ったが、可能な場合には、観察対象となった医療者も対象とし、観察データを分析したうえで質問内容を検討して行った。

　インタビューは半構成的に行い、具体的な事例のエピソードを話してもらい、「その時のきょうだいの様子をどう感じたか？」「なぜそのように関わろうと考えたのか？」などの質問でその内容を掘り下げ、医療者がきょうだいや両親の様子をどう捉えていたのか、どのような意図や考えで、どう関わったのかについて情報を得た。インタビュー内容は、医療者の同意を得たうえで、IC レコーダーに録音した。

　さて、「1. 観察法によるデータ収集」の中で、データ収集において、研究者がPICUのことを知っているが故に見落としてしまうことがあることに触れたが、インタビュー法によるデータ収集では、観察法以上に注意する必要があると考えている。なぜなら、観察法では、観察者が積極的に参加するような方法でない限り、観察の対象となる出来事自体は基本的に研究協力者たちに委ねられていて、観察者は、目の前で起こるさまざまな出来事の中から、明らかにしようとする現象に関わるデータを見逃さずに捉えることが求められる。しかし、インタビュー法では、語り手が話す内容の中から、インタビュアー自身がポイントを見極めて質問を投げかけ、掘り下げることをしなければ、語り手がもっていたかもしれない重要なデータが、目の前に現れることもなく、埋もれたままになってしまうためである。

　実際に、特に医療者へのインタビューでは、私自身にPICUについていくらかの知識があったことと、お互いに医療者（私は元であるが）ということが仇となって、「あるある」で疑問をもたずに話しを進めてしまうこともあった。例えば、インタビューの中で看護師が、「きょうだいが面会に来たから、ベッドサイドのカーテンを閉めた」と話したとする。きょうだいに限らず、オープンフロア病床に入院している子どもに家族が面会する際にカーテンを閉める行為は、私自身もよく行っていたものであるから、私は、「あぁ、きょ

うだいが周囲を気にしないようにカーテンを閉めたのだな」と、わかったような気持ちになって、カーテンを閉めた理由や意図を質問せずに話を進めてしまうような場合である。

このようにインタビューを進めてしまうと、実際にその看護師が、どんな理由で、どのような意図でカーテンを閉めたのかということが、データの中にまったく現れないことになる。そして、後でデータを読み返したり、分析する中で、データに出てくる内容が飛び石のようになってしまっていて、肝心のプロセスが把握できていないことに気づき、頭を抱えることになった。

GTA で捉えたいものは、相互作用によってある状況が異なる状況に変化するプロセスであり、多様なプロセスによって形づくられる現象の詳細を把握するために、語られるエピソードの中で、語り手がその時にどう感じ、どう考え、どう判断したのか、その結果何が生じたのかということを具体的に示すデータを収集する必要がある[15]。つまり、語り手の判断や意図がよくあるものであろうとなかろうと、語り手自身の言葉で話してもらい、対象とする現象を形づくるすべてのプロセスを、データとして収集することが重要である。

そのために心がけたのは、「これはこういうことだな」と、自分にとってよくある話に思えるような時にこそ、「本当にそうなのか?」「実際に語り手がそう話していたか?」と意識的に自分の思考に疑問をもち、問いかけることである。そして、語り手自身の考えや意図が語られていなければ、それを語ってもらえるように質問した。このように、一つひとつのことを語り手自身の言葉で話してもらう中で、それまでの話と矛盾していると感じたり、理解できないところがあれば、さらにそこを掘り下げることで、語り手が、どのような時にどのようなことを感じ、考え、判断して、どのようなことを行ったのかということを、詳細に把握することができるように努めた。

## 3. 理論的サンプリング

GTA では、データ収集と分析を交互に行い、収集したデータの分析に基づいて、次のデータ収集の対象と収集内容を決める理論的サンプリングを行う。これは、GTA で捉えようとするものが、人物同士や人物と環境との相互

作用と、その結果として生じる変化の多様なプロセスであり、より多くのプロセスを把握することで、さまざまな人がたどるプロセスが、その中のどれかには当てはまるという意味で普遍性の高い理論を目指すためである[16, 17]。

　本研究では、PICU におけるきょうだいの面会という、通常は制限されており、入院児や家族の状況に合わせて特例で実施されている事象を対象とした。そのため、データ収集の時期や対象を理論的サンプリングに基づいて選択することは困難であった。しかし、観察法、インタビュー法いずれにおいても、可能な限りそれ以前に収集したデータを分析したうえで、次にどのような場面を観察するのか、またはどのような時に、どのような質問をするのかを検討してデータ収集を行い、より多くの概念とプロセスを把握することができるように努めた。

◀ 4 ▶ ── データ分析

## 1. データ分析の方法

　GTA は、データに根差して概念を抽出し、抽出した概念を関連づけることで現象を把握し、理論として示す研究法である。以下に GTA におけるデータ分析の具体的な手順を示す[18, 19]。

### 1) テクストの作成

　観察法およびインタビュー法によって収集したデータを文字に起こし、分析できる状態にしたものをテクストと呼ぶ。本研究では、観察データとインタビューデータの2種類のデータを収集したが、これらは、共通するリサーチ・クエスチョンに基づいて収集された相補的なデータであり、分析を通して統合した。2種類のデータを統合する方法は、テクストをデータごとに作成し、別々に分析を行って、カテゴリー関連図（後述）を作成したうえで統合する方法と、テクストの段階で統合し、分析を行う方法があり、本研究では、個別に分析したうえで統合した。

　観察テクストは、観察時に記録したメモと、観察後に協力者に確認した言動の意図や理由に関する情報に基づいて作成した。観察テクストには、観察

の場で見聞きした情報だけでなく、観察した内容に対する解釈を加えて記述した。これは、GTAを用いて明らかにしたいことが相互作用によって生じる変化のプロセスであり、いつ、誰が、どのように行動したのかというデータだけではなく、その時の感情や意図、理由などを出来る限り詳細に把握する必要があるためである。ただし、研究者の思い込みによる偏りを避けるため、解釈の記述は、根拠となる観察データと対応した記述を原則とし、GTAを用いて研究を行っている複数の研究者やPICUをよく知る複数の看護師との検討会をもち、根拠が不十分な解釈は修正したうえで分析を行った。

## 2）テクストの読み込み

　分析の第一歩として、データへの感受性を高め、テクストに現れている内容を理解するためにテクストの読み込みを行う。この際に、観察テクストについては、根拠が不十分な解釈がないかについても留意した。インタビューテクストについては、指示語の意味などを十分に検討し、適宜、括弧でテクストを補足した。

## 3）テクストの切片化

　GTAで把握したい現象は時系列や文脈に沿ったエピソードの要約ではなく、概念同士の関連から、相互作用によって生じる変化のプロセスを現象として把握することを目指す。したがって、時系列や文脈に縛られずに分析するために、テクストを内容ごとに細かく切片化した。

## 4）概念の抽出

　切片ごとに、プロパティとディメンションという、抽象度の低い概念を抽出した。プロパティは、切り口や視点を表す概念であり、ディメンションは、その視点から見たときにその切片がどの様な次元をとっているのかを示す概念である（ex. プロパティ：表情、ディメンション：笑顔、真顔、泣き顔）。多くのプロパティとディメンションを抽出することで、その切片がどのような概念で構成されているかを詳細に把握することが可能となるため、なるべく多くのプロパティとディメンションを抽出した。そして、プロパティとディメン

ションに基づいて、切片ごとに、その切片を代表する概念名としてラベル名
をつけた。

　全ての切片にラベル名をつけたあと、類似するラベルを統合し、より抽象
度の高い概念として、カテゴリー名をつけた。この際、ラベル名だけではな
く、プロパティやディメンション、生データも確認し、カテゴリーに含まれる
全ての切片とカテゴリー名が対応していることを確認した。

5）アキシャル・コーディング

　抽出したカテゴリー同士の関連を検討し、現象を明らかにした。まず、抽
出されたカテゴリーを、現象ごとに「状況」「行為／相互行為」「帰結」というパ
ラダイムに分類した。そして、カテゴリー同士の関連をプロパティとディメン
ションに基づいて検討し、カテゴリー関連図を作成した。生データに最も近
い概念である、プロパティとディメンションに基づいてカテゴリー同士を関
連づけることで、各データに照らし合わせながら、相互作用による変化のプ
ロセスを明らかにし、現象を把握した。明らかになった現象に関わるカテゴ
リーのうち、最も重要なカテゴリーを、現象の中心となるカテゴリーと位置
づけ、これを現象名とした。

6）現象の統合

　テクストごとに5）までの分析を行ったうえで、各事例の分析の後で、同じ
現象に関するカテゴリー関連図を統合した。

## 2．分析の適切さの確認

　データから帰納的に概念を抽出し、現象を示す質的研究において、結果と
して示す概念や現象が、研究者の思い込みではなく、データから適切に抽出
されたものであるかは極めて重要である。本研究では、GTA を用いて、先
に示した手順に沿って分析を行い、分析の各過程でデータとの対応を確認し
た。ここでは、どのように分析の適切さの確認に努めながら分析を行ったの
かについて紹介する。

　データに基づいた分析を行うために、ラベル名をつける段階では、抽象度

の高い概念名をつけることを避け、その切片から抽出したプロパティ、ディメンションに基づいて、その切片の内容が想起できるレベルの概念名をつけることを心がけた。そして、ラベル名が切片データと対応しているかを確認した。ラベル名が長くなりすぎてしまう場合には、その切片に異なる複数の内容が含まれている可能性を考え、さらに切片を分けることを検討した。

　そして、カテゴリーにまとめる段階では、各切片の類似性を、ラベル名だけでなく、そこに含まれるプロパティ、ディメンションからも検討し、小さなまとまりをつくることから始めてより大きなまとまりへと段階的に統合し、それらを包括するカテゴリー名をつけた。この時点でも、カテゴリー名がそこに含まれるプロパティ、ディメンションや元の切片データと対応しているかを確認し、また、カテゴリーに含まれるデータに対して、抽象度の高すぎる概念名[3]とならないように留意した。そして、そのカテゴリーの主要なプロパティ、ディメンションによって、そのカテゴリーがどのような概念であるかを説明できることを確認した。

　アキシャル・コーディングでは、各カテゴリーに含まれるプロパティ、ディメンションに基づいて、カテゴリー同士の関連付けを検討した。概念の抽象度を上げてカテゴリーにまとめる過程で、手順どおりに分析をしているつもりでも、自分の主観や思い込みで適切ではないまとめ方をしたり、データに合わない概念名をつけてしまうことがある。また、カテゴリーのまとめ方自体に問題がなくても、大きくまとめすぎてしまったことが、現象の把握を妨げることもある。そのため、アキシャル・コーディングで、概念同士の関連を見い出すことが難しい場合には、カテゴリーのまとめ方に問題がないかを再度検討した[4]。このように、分析は手順に沿った一方向的なものではなく、問題に気づけばそれ以前の段階へと、行きつ戻りつを繰り返しながら行った。そして、カテゴリーの関連づけによって現象を把握したら、データを読

---

■3　抽象度の高すぎる概念名とは、実際にそのカテゴリーに含まれているデータ以外にも、さまざまなものが入る可能性がある場合を指す。例えば「リンゴ」「みかん」「バナナ」というデータをまとめる概念名として、《食べ物》よりも《果物》が適切である。

■4　カテゴリー同士の関連が見い出せない理由として、データ収集に問題がある可能性もあることは先に述べたとおりである。

み返し、データに出てくるすべてのプロセスが含まれているかを確認した。

　2事例目の分析以降では、異なる事例から把握した同じ現象を統合したうえで、統合したカテゴリー名が適切であるか、そのカテゴリーがどのような概念であるかを主要なプロパティとディメンションによって説明できるか、カテゴリー同士は適切に関連づけられているかといったことを確認したうえで、そこに含まれるすべての事例のすべてのプロセスが把握した現象に含まれているかを確認した。なお、本書で示した現象について、各カテゴリーの主要なプロパティとディメンションとは、カテゴリー関連図においてカテゴリー同士を関連付けているものであり、第Ⅱ章と第Ⅳ章で示したそれぞれの現象を構成する各カテゴリーの説明では、それらの主要なプロパティとディメンションに基づいて、各カテゴリーがどのような概念であるかを記述した。

　このように、GTAの分析手順に沿って、各段階でデータとの対応を確認しながら分析を進めることにくわえて、複数の研究者や、GTAを学ぶ大学院生に分析内容を提示し、検討してもらう機会をもった。分析手順や、分析の適切さを確認する視点が具体的であることは、分析内容についての議論が行いやすいという点でも重要であった。具体的な基準をもとに、第三者の目で分析内容を検討してもらうことを通して、自分の分析の傾向や問題を知り、より適切な分析を行うことができるように努めた。

### 3. いつでもデータに戻ることができる管理

　ここまでで述べてきたように、GTAを用いて分析を行ううえで、その過程でデータに戻り、データに即した分析ができているかを確認することは重要である。そして、最終的に結果を示す際には、それぞれの概念が適切にデータから導き出されたものであることを、それに相応しいデータの引用をもって示すことが必須である。そのために、分析過程を通して、いつでもデータに戻ることができるように管理することが求められる。

　分析を通して抽出した概念が、どのデータに基づいたものであるかを確認できるようにするために、まず、各事例の分析をする際には、テクストを切片化したら、すべての切片に通し番号をつけた。そして、カテゴリーにまとめる段階までの分析を終えたら、①「カテゴリーごとの切片一覧」を作成し、

どのカテゴリーにどの切片が含まれているかを把握できるようにした。この一覧は事例ごとに作成し、分析を見直して、カテゴリーのまとめ方を変更した際には、一覧も更新した。

そして、2事例目以降を分析し、複数事例の現象を統合したら、②「統合した各カテゴリーに含まれる事例ごとのカテゴリー一覧」を作成した。3事例名、4事例目と分析を進めたら一覧に追加してゆき、統合されたカテゴリーが、どの事例の、どのようなカテゴリーによって構成されているのかを確認できるようにした。分析を進める過程で、先に分析していた事例の分析を見直し、修正することがあれば、それも一覧に反映した。

このように、事例ごとの分析に対して①「カテゴリーごとの切片一覧」を作成しておき、複数事例を統合した分析に対して、②「統合した各カテゴリーに含まれる事例ごとのカテゴリー一覧」を作成することで、これら2つの一覧を突き合せれば、いつでも、各カテゴリーが、それぞれの事例のどのようなデータに基づくものであるかが確認できるように管理した。

大変な手間のように感じるかもしれないが、これによって、最終的に論文を書く際に、引用するデータの検討が容易になったと感じている。急がば回れで、いつでもデータに戻ることができるように管理することで、データに戻りながら適切に分析を進め、適切なデータの引用によって結果を示すことが重要であると考えている。

## ◀ 5 ▶ ── 倫理的配慮

さいごに、本研究の倫理的配慮について示す。本研究の対象となったすべての医療者および両親に、研究の目的、方法、研究参加の自由、同意を撤回する権利の保証、不利益の排除、プライバシーの保護、結果の発表方法について、口頭と書面で説明し同意書への署名によって同意を得た。入院児ときょうだいについては、両親の意向を確認し、年齢や体調に配慮して説明を行った。また、本研究は医療者に対する評価を目的としたものではないことを伝えて行い、同意取得後も、データ収集実施前に再度同意の意思を確認し、データ収集実施中も協力者の精神的負担に留意した。なお、本研究は、

慶應義塾大学看護医療学部および健康マネジメント研究科、研究協力施設の研究倫理審査委員会の承認を得て実施した。

——引用文献

1）Glaser, B.G., Strauss, A.（後藤隆，大出春江，水野節夫訳）：データ対話型理論の発見 調査からいかに理論をうみだすか，新曜社，1996.
2）Charmaz, K.（岡部大祐訳）：グラウンデッド・セオリーの構築 第2版，ナカニシヤ出版，2020.
3）戈木クレイグヒル滋子：グラウンデッド・セオリー・アプローチ-理論を生み出すまで 改訂版，新曜社，2016.
4）前掲3）
5）前掲3）
6）戈木クレイグヒル滋子：グラウンデッド・セオリー・アプローチを用いたデータ収集法，新曜社，2014.
7）前掲3）
8）前掲6）
9）前掲3）
10）前掲6）
11）前掲3）
12）前掲6）
13）前掲6）
14）戈木クレイグヒル滋子：グラウンデッド・セオリー・アプローチを用いた研究ハンドブック，新曜社，2021.
15）前掲6）
16）前掲3）
17）前掲6）
18）前掲3）
19）戈木クレイグヒル滋子：グラウンデッド・セオリー・アプローチ 分析ワークブック 第2版，日本看護協会出版会，2014.
20）Blumer, H.（後藤将之訳）：シンボリック相互作用論 パースペクティブと方法，勁草書房，1991.

# ▸ おわりに ◂

　本書を執筆する機会をいただいたとき、小児集中治療室（PICU：Pediatric Intensive Care Unit）は多くの方々にとって馴染みのないものであったと思う。しかし、ちょうど同じ頃にPICUを題材とするテレビドラマが放映され、その存在がよりひろく世に知られることとなった。小児医療の現場を取り巻く環境が日々変化していることを感じるとともに、さまざまなことをきっかけとして生じる一つひとつの変化が、入院している子どもとその家族にとってのより良い環境へとつながることを願いながら、本書の執筆に取り組んだ。

　本書では、子どもの入院という危機的な状況の中で、ともすれば忘れられがちな入院児のきょうだいへの支援について、PICU入院児にきょうだいが面会する場に注目して検討した。本研究を通して捉えることのできたきょうだいたちの姿が、そして医療者たちが行った働きかけとその意味が、入院児のきょうだいへのより良い支援を考える一助となれば幸いである。

　最後に、本研究の趣旨をご理解いただきご協力くださったすべてのご両親とお子さまに深く御礼申し上げます。くわえて、本研究の実施にあたり多大なるご協力を賜った、施設関係者の皆さまに心より感謝申し上げます。

　また、慶應義塾大学大学院健康マネジメント研究科 戈木クレイグヒル滋子名誉教授には、研究全般に渡ってご指導をいただき、博士論文の書籍化に際しても、厚くご支援をいただいた。研究との出会いに始まり今日に至るまで、研究者としての道を照らし、導いてくださったことに深く御礼申し上げます。そして、元・慶應義塾大学看護医療学部（現・医療法人財団 はるたか会 訪問看護ステーション あおぞら京都）の宗皓助教には、同じくグラウンデッド・セオリー・アプローチ（GTA：Grounded Theory Approach）を学ぶ仲間として、GTAのゼミや分析検討会で議論を交わし、書籍化にあたっても多くの助言をいただいた。さらに、ゼミや分析検討会を通して多くの先生方や大学院生、医療者の皆さんから示唆に富むご意見をいただいた。

　ご支援、ご協力をいただいた全ての皆さまに、この場を借りて心より御礼申し上げます。

# 論 文 募 集

シリーズ「看護の知」として出版する博士論文を随時募集しています。応募に際して費用はかかりません。

●応募条件
・博士課程の学位論文として受理（審査を通ったもの）されていること
・学術論文誌等での公表が済んでいること（二重投稿を避けるため）
　※公表しない場合は不要

●出版条件
・弊社で審査を行い、出版の可否を検討します。
・書籍化にあたっては、編集部との協議のうえ、リライト・再構成をご本人にしていただきます。
・出版後は、出版契約にもとづき原稿料をお支払いします。

●応募書類
・博士論文（全文）※コピーでも可
・論文の要約（400字以内）
・出版意義の説明（400字以内）
・指導教授による推薦状（書式自由）※任意
・ご連絡先（所属、氏名、住所、電話番号、メールアドレス）
上記を以下までお送りください。

― 送付先 ―
〒112-0014 東京都文京区関口 2-3-1
株式会社 日本看護協会出版会
シリーズ「看護の知」編集部あて

― お問い合わせ ―
シリーズ「看護の知」編集部
tel. 03-5319-7937 / fax. 03-5319-8020

シリーズ［看護の知］
# 入院している子どもの「きょうだい」を支援する

2023年10月5日　第1刷第1版発行　　　　　　　　　　　　　　　　　〈検印省略〉

著者 ⋯⋯⋯⋯⋯⋯⋯ 西名 諒平

発行 ⋯⋯⋯⋯⋯⋯⋯ 株式会社 日本看護協会出版会
　　　　　　　　　〒150-0001 東京都渋谷区神宮前 5-8-2 日本看護協会ビル4階
　　　　　　　　　〈注文・問い合わせ / 書店窓口〉
　　　　　　　　　　[TEL] 0436-23-3271
　　　　　　　　　　[FAX] 0436-23-3272
　　　　　　　　　〈編集〉
　　　　　　　　　　[TEL] 03-5319-7171
　　　　　　　　　　https://www.jnapc.co.jp

ブックデザイン ⋯⋯⋯ カバー・表紙 安藤剛史 / 本文 編集部
編集協力 ⋯⋯⋯⋯⋯ 石川奈々子
印刷 ⋯⋯⋯⋯⋯⋯⋯ 株式会社フクイン